—— Medical Medium ——
Cleanse to Heal

—— Medical Medium ——
Cleanse to Heal

3:6:9

— Medical Medium —
Cleanse to Heal

排毒食譜

75道經典排毒料理

從早餐、開胃菜、主菜、配菜、湯品、醬汁，讓您的排毒飲食計畫，一次到位......

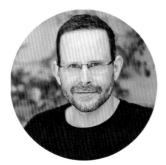

全球芹菜汁運動創始人、
紐約時報 NO.1 暢銷書作家

醫療靈媒

安東尼‧威廉（Anthony William） 著

郭珍琪、吳念容 譯

晨星出版

目　　錄

contents

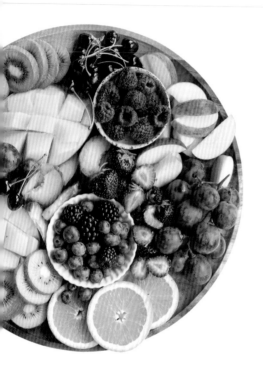

第 1 章
369 排毒
食譜範例

5

第 2 章
排毒淨化
食譜

17

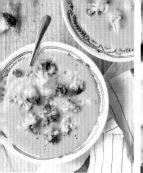
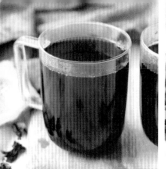
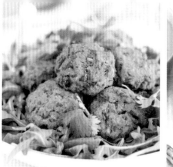
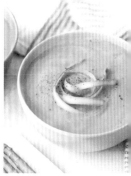

第 1 章

369 排毒食譜範例

「沒有人或其他健康專家有權利評論你的飲食不均衡，

或提供你均衡飲食的建議，

當他們與其他醫學研究和科學一樣，

不知道疾病真正的致因和如何治癒？

去除加工食品，加入蔬菜、堅果和種子，

這只是推測遊戲，不是真正的解決之道。

任何人在發表何謂均衡飲食之前，

最好先瞭解慢性疾病的來龍去脈。」

——安東尼·威廉斯，醫療靈媒

原始版 369 排毒食譜範例

原始版：前三

	第一天	第二天	第三天
一早醒來	500 毫升檸檬水或萊姆水	500 毫升檸檬水或萊姆水	500 毫升檸檬水或萊姆水
早餐前（至少 15-30 鐘之後）	500 毫升芹菜汁	500 毫升芹菜汁	500 毫升芹菜汁
早餐（至少 15-30 鐘之後）	生蘋果香蕉「麥片」	火龍果果昔	水果麥片
晨間點心	自選（如果餓了）蘋果或蘋果醬	一至二顆蘋果或蘋果醬	一至二顆蘋果或蘋果醬
午餐	馬鈴薯沙拉 + 清蒸櫛瓜或南瓜	蕃茄小黃瓜香草沙拉 + 清蒸櫛瓜或南瓜	花椰菜壽司 + 清蒸櫛瓜或南瓜
午後點心（午餐後 1 至 2 個小時）	一至二顆蘋果或蘋果醬 再加 1 至 2 顆椰棗	一至二顆蘋果或蘋果醬 再加 1 至 2 顆椰棗	一至二顆蘋果或蘋果醬 再加 1 至 2 顆椰棗
晚餐	地瓜與櫛瓜燉菜 + 綠葉沙拉	咖哩花椰菜豌豆	「切達」花椰菜湯 + 綠葉沙拉
睡前 1 小時	蘋果醬（如果餓了） + 500 毫升檸檬水或萊姆水 + 洛神花茶	蘋果醬（如果餓了） + 500 毫升檸檬水或萊姆水 + 洛神花茶	蘋果醬（如果餓了） + 500 毫升檸檬水或萊姆水 + 洛神花茶

原始版：中六

	第四天	第五天	第六天
一早醒來	500 毫升檸檬水或萊姆水	500 毫升檸檬水或萊姆水	500 毫升檸檬水或萊姆水
早餐前 （至少15-30鐘之後）	500 毫升芹菜汁	500 毫升芹菜汁	500 毫升芹菜汁
早餐 （至少15-30鐘之後）	保肝果昔	保肝果昔	保肝果昔
晨間點心	自選（如果餓了） 保肝果昔或 重金屬排毒果昔	自選（如果餓了） 保肝果昔或 重金屬排毒果昔	自選（如果餓了） 保肝果昔或 重金屬排毒果昔
午餐	清蒸蘆筍 + 保肝沙拉	清蒸蘆筍 + 保肝沙拉	孢子甘藍、蘆筍、小蘿蔔和蘋果沙拉 或 清蒸蘆筍 + 清蒸孢子甘藍 + 保肝沙拉
午後點心 （午餐後 1至2個小時）	生迷你蘋果塔 + 生芹菜棒	蘋果餡餅 + 生芹菜棒	蘋果肉桂椰棗 + 生芹菜棒
晚餐	蘆筍湯 + 保肝沙拉	檸檬蒜味孢子甘藍 + 保肝沙拉	清蒸孢子甘藍和蘆筍佐楓糖野宴辣醬 + 保肝沙拉
睡前 1 小時	蘋果醬（如果餓了） + 500 毫升檸檬水或萊姆水 + 白樺茸茶	蘋果醬（如果餓了） + 500 毫升檸檬水或萊姆水 + 白樺茸茶	蘋果醬（如果餓了） + 500 毫升檸檬水或萊姆水 + 白樺茸茶

原始版：後九

	第七天	第八天	第九天
一早醒來	500 毫升檸檬水或萊姆水	500 毫升檸檬水或萊姆水	500 毫升檸檬水或萊姆水
早餐前 （至少 15-30 鐘之後）	500 毫升芹菜汁	500 毫升芹菜汁	全日飲食 2 份 16-20 盎司芹菜汁 （早上、傍晚各一份） ＋ 2 份 16-20 盎司小黃瓜蘋果汁 （任何時刻） ＋ 盡可能多吃甜瓜果昔 或 木瓜布丁 或 西洋梨醬 或 西瓜汁 或 鮮榨柳橙汁 ＋ 水（如果需要）
早餐 （至少 15-30 鐘之後）	保肝果昔	保肝果昔	
晨間點心	自選（如果餓了） 保肝果昔或 重金屬排毒果昔	自選（如果餓了） 保肝果昔或 重金屬排毒果昔	
午餐	波菜湯 ＋ 小黃瓜麵	波菜湯 ＋ 小黃瓜麵	
午後點心 （午餐後 1 至 2 個小時）	500 毫升芹菜汁 （至少 15-30 鐘之後） ＋ 蘋果加小黃瓜和芹菜	500 毫升芹菜汁 （至少 15-30 鐘之後） ＋ 蘋果加小黃瓜和芹菜	
晚餐	胡桃南瓜麵 ＋ 保肝沙拉（如果需要）	清蒸蘆筍 ＋ 清蒸孢子甘藍 ＋ 保肝沙拉（如果需要）	
睡前 1 小時	蘋果醬（如果餓了） ＋ 500 毫升檸檬水或萊姆水 ＋ 檸檬香蜂草茶	蘋果醬（如果餓了） ＋ 500 毫升檸檬水或萊姆水 ＋ 檸檬香蜂草茶	500 毫升檸檬水或萊姆水 ＋ 檸檬香蜂草茶

原始版 369 排毒注意事項

請參閱《369 排毒飲食聖經》第十章更詳細的說明。

適合的食物
- 攝取適合你的分量，記住不要貪心，在任何時候都不應該強迫自己吃東西。
- 謹守上述食譜中概述的食物和《369 排毒飲食聖經》第十章的排毒指南。
- 如果你喜歡動物產品，請謹守每天一份瘦肉、有機自由放養或野生動物肉品、家禽或魚類（鮭魚、鱒魚或沙丁魚），且只在排毒第一至第三天的晚餐食用。
- 在早晚檸檬水或萊姆水之間，白天時段喝大約 1 公升（約 4 杯）水，以保持水分。此外，你也可以啜飲任何溫度的辣味蘋果汁（本書第 36 頁）或椰子水（不含任何香料和添加物）。

避免的食物
- 第一至第三天，如果一定要吃脂肪基（堅果、種子、油類、橄欖、椰子、酪梨、動物蛋白等），請限制在晚餐時間攝取，並且將脂肪量至少降低至正常的 50%。並且在接下來的排毒過程完全避免攝取脂肪基。此外，全程九天不吃豆類。
- 在排毒過程中完全避免以下食物：雞蛋、乳製品、麩質、軟性飲料、鹽和調味料、豬肉、玉米、油（包括工業油和健康油）、大豆、羊肉、鮪魚和所有其他魚類和海鮮（第一至第三天晚餐可以吃鮭魚、鱒魚和沙丁魚）、醋（包括蘋果醋）、咖啡因（包括咖啡、抹茶、可可和巧克力）、穀物（第一至第三天可吃小米和燕麥）、酒精、天然／人造香料、發酵食品（包括康普茶、酸菜和椰子氨基酸）、營養酵母、檸檬酸、味精、阿斯巴代糖、其他人造甜味劑、甲醛和防腐劑。

應變方案
- 遵循食譜說明，僅守《369 排毒飲食聖經》第二十一章的彈性應變法。如果你偏好簡便的點心或正餐，請參閱第十章〈原始版 369 排毒〉的一般食物指南。例如，你可以用簡單的清蒸孢子甘藍和蘆筍取代清蒸孢子甘藍和蘆筍佐楓糖野宴辣醬。
- 如果你無法取得新鮮或冷凍的蘆筍或孢子甘藍，你可以使用清蒸櫛瓜取代。
- 料理蔬菜只限清蒸或放入排毒食譜湯品和燉菜中。全程 9 天避免烘烤和火烤食物。
- 如果你沒時間吃沙拉、不喜歡吃沙拉、咀嚼有困難或消化道敏感，你可以用保肝養生湯代替保肝沙拉。如果這樣還是覺得分量太多，你也可以換成保肝果汁。
- 如果你對蘋果過敏，你可以改為熟成的西洋梨。
- 更多關於排毒詳細的說明和〈排毒應變方案〉，請參考《369 排毒飲食聖經》第十章和第二十一章。

簡易版 369 排毒食譜範例

簡易版：前三

	第一天	第二天	第三天
一早醒來	500 毫升檸檬水或萊姆水	500 毫升檸檬水或萊姆水	500 毫升檸檬水或萊姆水
早餐前 （至少 15-30 鐘之後）	500 毫升芹菜汁	500 毫升芹菜汁	500 毫升芹菜汁
早餐 （至少 15-30 鐘之後）	野生藍莓粥	義大利南瓜煎餅	香蕉燕麥餅乾
晨間點心	自選（如果餓了）蘋果或蘋果醬	自選（如果餓了）蘋果或蘋果醬	自選（如果餓了）蘋果或蘋果醬
午餐	胡桃南瓜鑲時蔬	地瓜餅一口酥 + 綠葉沙拉	溫熱五香烤蔬菜沙拉
午後點心 （午餐後 1 至 2 個小時）	自選（如果餓了）蘋果肉桂椰棗 + 芹菜棒和小黃瓜片 （如果需要）	自選（如果餓了）蘋果餡餅 + 芹菜棒和小黃瓜片 （如果需要）	自選（如果餓了）生迷你蘋果塔 + 芹菜棒和小黃瓜片 （如果需要）
晚餐	迷你馬鈴薯餅披薩 + 綠葉沙拉	胡桃南瓜丸 + 綠葉沙拉	櫛瓜千層麵 + 綠葉沙拉
睡前 1 小時	蘋果醬（如果餓了） + 500 毫升檸檬水或萊姆水 + 洛神花茶	蘋果醬（如果餓了） + 500 毫升檸檬水或萊姆水 + 洛神花茶	蘋果醬（如果餓了） + 500 毫升檸檬水或萊姆水 + 洛神花茶

簡易版：中六

	第四天	第五天	第六天
一早醒來	500 毫升檸檬水或萊姆水	500 毫升檸檬水或萊姆水	500 毫升檸檬水或萊姆水
早餐前 （至少 15-30 鐘之後）	24 盎司芹菜汁	24 盎司芹菜汁	24 盎司芹菜汁
早餐 （至少 15-30 鐘之後）	蘋果肉桂果昔	芒果果昔莓果凍	保肝果昔
晨間點心	自選（如果餓了） 蘋果或蘋果醬	自選（如果餓了） 蘋果或蘋果醬	自選（如果餓了） 蘋果或蘋果醬
午餐	地瓜佐菠菜香蒜醬	烤紅椒蕃茄湯 + 保肝沙拉	甜椒鑲馬鈴薯香草
午後點心 （午餐後 1 至 2 個小時）	自選： 辣味蘋果汁 或 蘋果加 小黃瓜和西芹	自選： 辣味蘋果汁 或 蘋果加 小黃瓜和西芹	自選： 辣味蘋果汁 或 蘋果加 小黃瓜和西芹
晚餐	波特蘑菇燉菜 + 清蒸蘆筍 或 清蒸櫛瓜 或 夏南瓜	胡蘿蔔、櫛瓜 和馬鈴薯餡餅 + 綠葉沙拉	披薩風味馬鈴薯盅 + 綠葉沙拉
睡前 1 小時	蘋果醬（如果餓了） + 500 毫升檸檬水或萊姆水 + 白樺茸茶	蘋果醬（如果餓了） + 500 毫升檸檬水或萊姆水 + 白樺茸茶	蘋果醬（如果餓了） + 500 毫升檸檬水或萊姆水 + 白樺茸茶

簡易版：後九

	第七天	第八天	第九天
一早醒來	500 毫升檸檬水或萊姆水	500 毫升檸檬水或萊姆水	500 毫升檸檬水或萊姆水
早餐前 （至少 15-30 鐘之後）	1,000 毫升芹菜汁	1,000 毫升芹菜汁	500 毫升芹菜汁
早餐 （至少 15-30 鐘之後）	重金屬排毒果昔	西瓜條	甜瓜果昔 或 西瓜汁 或 鮮榨柳橙汁
晨間點心	自選（如果餓了） 蘋果或蘋果醬	自選（如果餓了） 蘋果或蘋果醬	
午餐	花椰菜米配清炒櫛瓜 和夏南瓜	地瓜麵佐大蒜、紅椒和蘆筍 + 保肝沙拉	蘆筍湯
午後點心 （午餐後 1 至 2 個小時）	自選： 辣味蘋果汁 或 蘋果加 小黃瓜和西芹	自選： 辣味蘋果汁 或 蘋果加 小黃瓜和西芹	500 毫升芹菜汁 + （至少 15-30 鐘之後） 木瓜布丁 或 西洋梨醬
晚餐	孢子甘藍蔬菜湯 + 保肝沙拉	檸檬蘆荀配烤蕃茄和菠菜沙拉	蘆筍湯 或 櫛瓜蘿勒濃湯
睡前 1 小時	蘋果或蘋果醬 （如果餓了） + 500 毫升檸檬水或萊姆水 + 檸檬香蜂草茶	蘋果或蘋果醬 （如果餓了） + 500 毫升檸檬水或萊姆水 + 檸檬香蜂草茶	500 毫升檸檬水或萊姆水 + 檸檬香蜂草茶

簡易版 369 排毒注意事項

請參閱《369 排毒飲食聖經》第十一章更詳細的說明。

適合的食物
- 攝取適合你的分量，記住不要貪心，在任何時候都不應該強迫自己吃東西。
- 謹守上述食譜中概述的食物和《369 排毒飲食聖經》第十一章的排毒指南。
- 在「前三」和「中六」階段的早餐大致以水果為主，在「後九」階段則是新鮮水果早餐（冷凍水果也可以），進一步指引請參閱《369 排毒飲食聖經》第 177 頁。
- 請留意，芹菜汁每三天增量一次，如果你會過敏，請參考《369 排毒飲食聖經》第十一章表格中的說明。
- 在早晚檸檬水或萊姆水之間，白天時段喝大約 1 公升（約 4 杯）水，以保持水分。此外，你也可以啜飲任何溫度的辣味蘋果汁（本書第 36 頁）或椰子水（不含任何香料和添加物）。

避免的食物
- 在九天內完全避免脂肪基（堅果、種子、油類、橄欖、椰子、酪梨、可可、大骨湯、動物蛋白等）。此外，在排毒過程中也不要吃豆類。
- 在排毒過程中完全避免以下食物：雞蛋、乳製品、麩質、軟性飲料、鹽和調味料、豬肉、玉米、油（包括工業油和健康油）、大豆、羊肉、鮪魚和所有其他魚類和海鮮、醋（包括蘋果醋）、咖啡因（包括咖啡、抹茶、可可和巧克力）、穀物（第一至第八天可吃小米和燕麥）、酒精、天然／人造香料、發酵食品（包括康普茶、酸菜和椰子氨基酸）、營養酵母、檸檬酸、味精、阿斯巴代糖、其他人造甜味劑、甲醛和防腐劑。

應變方案
- 遵循食譜說明，僅守第《369 排毒飲食聖經》二十一章的彈性應變法。如果你偏好簡便的點心或正餐，請參閱第十一章〈簡易版 369 排毒〉的一般食物指南。
- 如果你已在進行排毒飲食，這時你不妨選擇包含大量的生鮮蔬果、綠葉蔬菜的食譜；清蒸蔬菜；或湯和燉菜的食譜。為了提供多樣化和靈感，簡易食譜範例計劃中包含許多烘焙食譜，但請記住烘焙食譜會降低排毒的速度。不過，對於第一次排毒的人來說，它們仍然是一個美味的選擇。
- 如果你沒時間吃沙拉、不喜歡吃沙拉、咀嚼有困難或消化道敏感，你可以全部攪拌打成泥。
- 如果你對蘋果過敏，你可以改為熟成的西洋梨。
- 更多關於排毒詳細的說明和〈排毒適應和替代法〉，請參考《369 排毒飲食聖經》第十一章和第二十一章。

進階版 369 排毒食譜範例

	前三	中六	後九	
	第一至第三天	第四天至第六天	第七至第八天	第九天
一早醒來	1,000 毫升檸檬水或萊姆水	1,000 毫升檸檬水或萊姆水	1,000 毫升檸檬水或萊姆水	1,000 毫升檸檬水或萊姆水
早餐前（至少 15-30 鐘之後）	750 或 1,000* 毫升芹菜汁	1,000 毫升芹菜汁	1,000 毫升芹菜汁	全日飲食 2 份 1,000 毫升芹菜汁 （早上、傍晚各一份） ＋ 2 份 500-600 毫升小黃瓜蘋果汁 （任何時刻） ＋ 盡可能多吃甜瓜果昔 或 木瓜布丁 或 西洋梨醬 或 西瓜汁 或 鮮榨柳橙汁 ＋ 水 （如果需要）
早餐（至少 15-30 鐘之後）	重金屬排毒果昔	重金屬排毒果昔	重金屬排毒果昔	
晨間點心	自選 （如果餓了） 蘋果或蘋果醬	自選 （如果餓了） 蘋果或蘋果醬	自選 （如果餓了） 蘋果或蘋果醬	
午餐	菠菜冷湯 小黃瓜麵 （可加可不加）	保肝果昔	菠菜冷湯 小黃瓜麵 （可加可不加）	
午後點心（午餐後 1 至 2 個小時）	自選 （如果餓了） 蘋果或蘋果醬	自選 （如果餓了） 蘋果或蘋果醬	1,000 毫升芹菜汁 ＋ （至少 15-30 鐘之後） 蘋果（餓了才吃）	
晚餐	萵苣沙拉 ＋ 花椰菜配綠葉蔬菜總匯	蕃茄、黃瓜和香草沙拉	綠葉海苔卷 或 菠菜冷湯	
睡前 1 小時	蘋果醬 （如果餓了） ＋ 500 毫升檸檬水或萊姆水 ＋ 洛神花茶	蘋果醬 （如果餓了） ＋ 500 毫升檸檬水或萊姆水 ＋ 白樺茸茶	蘋果醬 （如果餓了） ＋ 500 毫升檸檬水或萊姆水 ＋ 檸檬香蜂草茶	500 毫升檸檬水或萊姆水 ＋ 檸檬香蜂草茶

進階 369 排毒注意事項

請參閱《369 排毒飲食聖經》第十二章更詳細的說明。

適合的食物
- 攝取適合你的分量，記住不要貪心，在任何時候都不應該強迫自己吃東西。
- 謹守上述食譜中概述的食物和《369 排毒飲食聖經》第十二章的排毒指南。你將只食用生鮮蔬果和綠葉蔬菜（冷凍水果也適用）。
- 在早晚檸檬水或萊姆水之間，白天時段喝大約 1 公升（約 4 杯）水，以保持水分。此外，你也可以啜飲任何溫度的辣味蘋果汁（本書第 36 頁）或椰子水（不含任何香料和添加物）。如果從第七天開始因下午增加額外的芹菜汁，這時如果你想減少一點飲水量是可以的。* 參考《369 排毒飲食聖經》第十二章「前三」階段晨間芹菜汁的詳細資訊。

避免的食物
- 在九天內完全避免脂肪基（堅果、種子、油類、橄欖、椰子、酪梨、可可、大骨湯、動物蛋白等）。此外，在排毒過程中也不要吃豆類。
- 整個排毒過程避免食用熟食。
- 在排毒過程中完全避免以下食物：雞蛋、乳製品、麩質、軟性飲料、鹽和調味料、豬肉、玉米、油（包括工業油和健康油）、大豆、羊肉、鮪魚和所有其他魚類和海鮮、醋（包括蘋果醋）、咖啡因（包括咖啡、抹茶、可可和巧克力）、穀物（包括小米和燕麥）、酒精、天然 / 人造香料、發酵食品（包括康普茶、酸菜和椰子胺基酸）、營養酵母、檸檬酸、味精、阿斯巴代糖、其他人造甜味劑、甲醛和防腐劑。

應變方案
- 遵循食譜說明，僅守第《369 排毒飲食聖經》二十一章的彈性應變法。
- 不管食譜為果昔或湯品，你可以選擇不打成泥而直接生吃。同樣，如果是沙拉食譜，你也可以打成泥後再吃。
- 如果你對蘋果過敏，你可以改吃成熟西洋梨。蘋果或西洋梨也可以打成泥後再吃。
- 如果你覺得芹菜汁的排毒效果太強烈，你可以將分量減半，等到適應後再慢慢增量。
- 更多關於排毒詳細說明和〈排毒應變方案〉，請參考《369 排毒飲食聖經》第十二章和第二十一章。

第 2 章

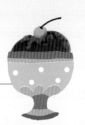

排毒淨化食譜

在用蘋果、小黃瓜和其他可食用果皮的蔬果製作果汁
和其他食譜時，
如果食譜沒有特別說明，
且這些蔬果是有機的，
你可以自行決定是否保留果皮。
如果是一般傳統的蔬果，
最好是去皮後再料理；
如果無法去皮，
那麼在料理前要確實洗淨。

萊姆或檸檬水

雖然看似簡單，但不要忽略檸檬或萊姆水是日常生活很重要的一部分。這種方便的補水飲品作法快速，對每個人都非常有益，可以讓你迅速補充水分，活力煥發！

半顆檸檬或 2 顆萊姆，現切
500 毫升（2 杯）水

將現切的檸檬或萊姆汁擠入水中，必要時過濾種子。

喝完檸檬或萊姆水後至少等15到20分鐘，最好是30分鐘，之後再喝芹菜汁或吃其他任何東西。

補充說明

- 如果你喜歡在起床後喝 1,000 毫升（4 杯）的檸檬或萊姆水，這是給自己額外補水和促進排毒的好方法，只需將食譜加倍即可。

- 每天至少喝兩次或以上 500 毫升的檸檬水或萊姆水。最好的作法是一早醒來一次，下午一次，然後睡前一小時一次。

- 如果你對檸檬水有任何疑慮，請參閱《369 排毒飲食聖經》第十九章，釐清檸檬水和牙齒健康的顧慮。

- 萊姆的大小和含汁量不盡相同。如果你的萊姆含汁量少，你可以按照食譜要求，每 500 毫升的水使用兩顆萊姆，以達到足夠的含汁量；如果你的萊姆又大又多汁，你可能只需要半顆萊姆即可。

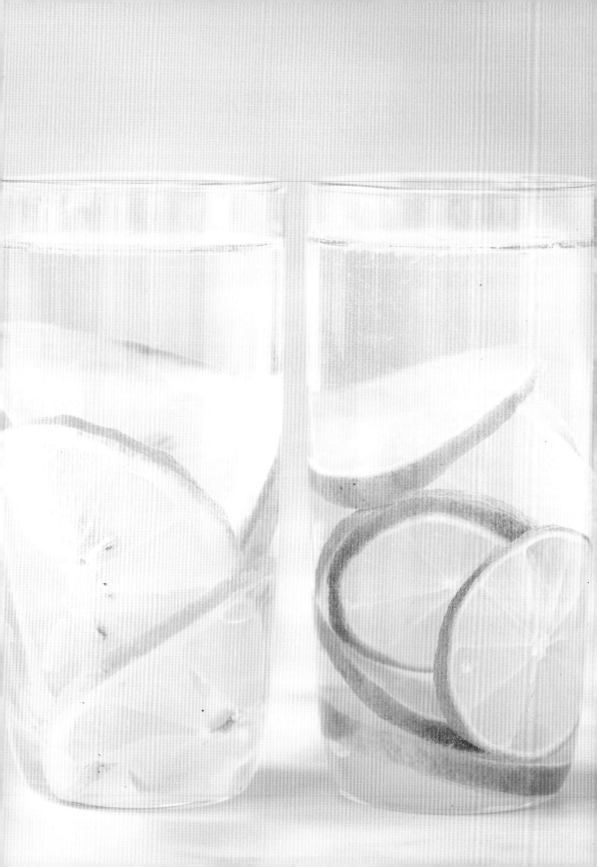

檸檬生薑蜂蜜水

【1 人份】

　　這款檸檬生薑蜂蜜水清涼保水，非常適合作為一天的開始、下午提神的飲品，或者在一天之中以小口啜飲當水喝。（如果你是在一天開始之前喝，請試著在喝芹菜汁之前或之後的 15 到 20 分鐘，最理想的情況是 30 分鐘以上，再喝檸檬生薑蜂蜜水。）當你在一早醒來後喝這種具有療效的飲品，可以促進肝臟排出因整夜釋放而累積的毒素，同時為肝臟和身體提供一天所需的關鍵水分和葡萄糖。

2.5-5 公分新鮮生薑
2 杯水
半顆檸檬，榨汁
1 茶匙生蜂蜜

將生薑磨碎放入2杯水中，至少浸泡15分鐘，最好是浸泡久一點。如果可以，甚至放入冰箱冷藏隔夜。當你要喝時，先過濾生薑渣，之後加入檸檬汁和生蜂蜜攪拌均勻即可。

補充說明

- 生薑磨碎替代法：將生薑切段，放入壓蒜器內擠壓，作用如同迷你榨汁機。之後記得取出壓蒜器內的「薑渣」切碎，再放入水中浸泡。接下來的作法如上所述，飲用前先過濾生薑渣。

- 可以先備好一大份生薑水，想喝時就喝。為了達到最佳的效果，請在飲用前再加入生蜂蜜和檸檬汁。

- 這個食譜的重點在於使用生蜂蜜，因為經過加熱處理的蜂蜜無法達到相同的療效。

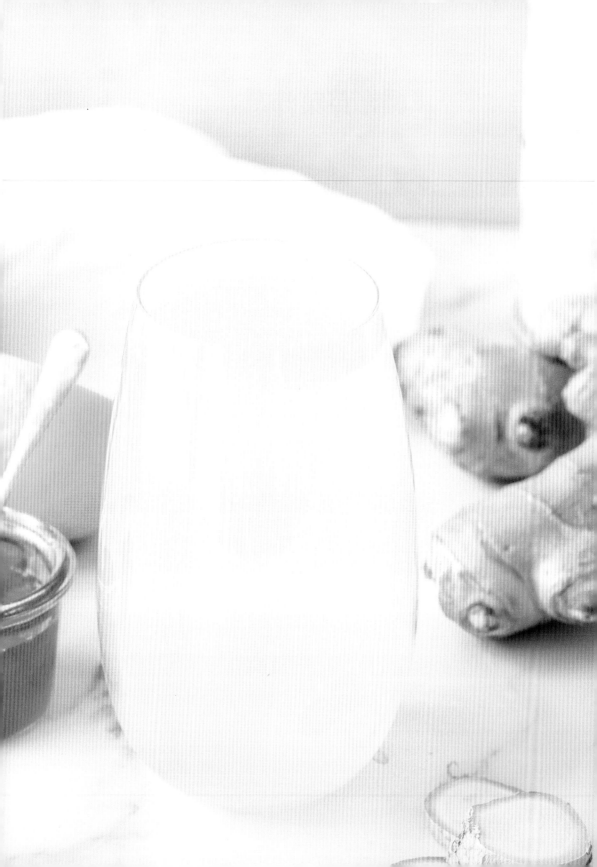

芹菜汁

如果飲用方法正確，這種簡單的草藥萃取汁具有令人難以置信的療效，可以徹底改善各種健康問題。這就是為何芹菜汁是 369 排毒淨化和其他排毒淨化很重要的一部分。即使你不打算排毒，這也是開始一天很好的方式。

1 把西洋芹菜

補充說明

- 不要在芹菜汁中加入其他成分，如檸檬、蘋果、薑或綠葉蔬菜。雖然這些都是很好的食物，但芹菜汁只有在單獨飲用時才能發揮最大療效。

- 如果你不能立即喝完整份芹菜汁，最好的儲存方法是放入有密封蓋的玻璃罐中，然後放入冰箱冷藏。現榨的芹菜汁大約在 24 小時內都具有療效，且會因時間拉長而漸漸失去效力，因此不建議在製成後超過 24 小時飲用。

1. 如果需要，先切除芹菜根莖大約0.5公分，並且把莖分開。

2. 將芹菜洗淨。

3. 將芹菜莖放入榨汁機中榨汁。如果需要，過濾榨汁中任何的殘渣。榨好後立即空腹飲用，以達到最佳效果。之後至少等待15到30分鐘再食用其他任何東西。

如果你沒有榨汁機，你可以使用攪拌機做芹菜汁。方法如下：

1. 如果需要，先切除芹菜根莖大約0.5公分，並且把莖分開。

2. 將芹菜洗淨後，放在乾淨的砧板上，切成大約2.5公分小塊狀。

3. 將切碎的芹菜放入高速攪拌機中攪拌至柔滑狀（過程中不要加水）。

4. 如有必要，可利用攪拌機的攪拌棒。

5. 打好後，過濾液化的芹菜汁（製作豆漿的過濾袋是很好的工具），並且立即空腹飲用，以獲得最佳效果，然後至少等15到30分鐘再吃其他的東西。

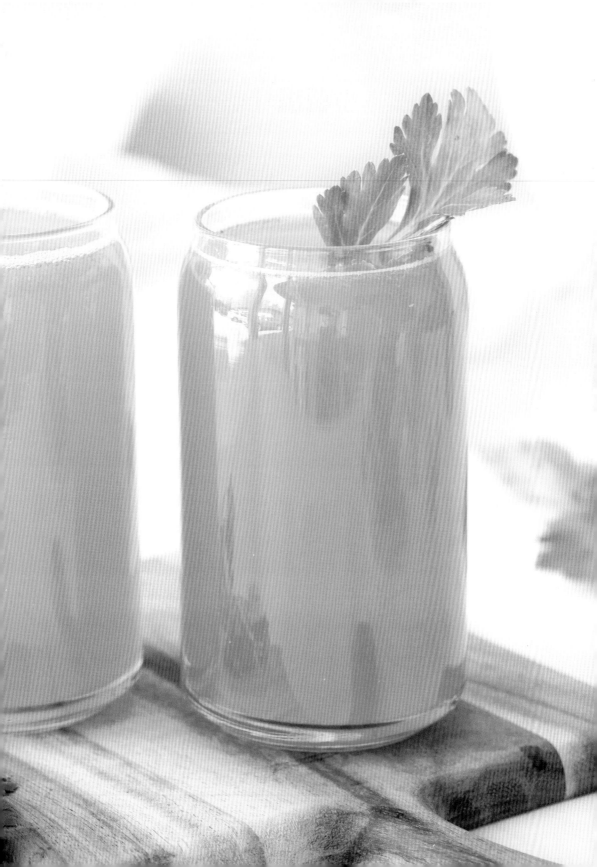

小黃瓜汁

【1 人份】

新鮮小黃瓜汁是另一種恢復活力的滋補飲品。黃瓜汁具有強鹼性和保濕效果，可以促進全身淨化和排毒的能力，微甜的口感讓人更容易入口。

2 大條小黃瓜

小黃瓜洗淨，放入榨汁機中榨汁，榨好後立即空腹飲用，以獲得最佳效果。

如果你沒有榨汁機，以下是替代方法：

1. 將小黃瓜洗淨切段，放入高速攪拌機中攪拌至柔滑狀（過程中不要加水）。

2. 打好後，過濾液化的小黃瓜汁（製作豆漿的過濾袋是很好的工具），並且立即空腹飲用，以獲得最佳效果。

補充說明

- 如果你找不到芹菜，或者你真的對芹菜汁難以接受，那麼新鮮黃瓜汁是芹菜汁一個很好的替代品。雖然黃瓜汁的療效也很驚人，但效果不如芹菜汁，所以每天盡可能多喝芹菜汁。對於大多數人來說，芹菜汁會隨著持續飲用而變得越來越好喝。

- 不要在小黃瓜汁中加入其他成分，如檸檬、蘋果、薑或綠葉蔬菜。雖然這些都是很好的食物，但小黃瓜汁只有在單獨飲用時才能發揮最大療效。

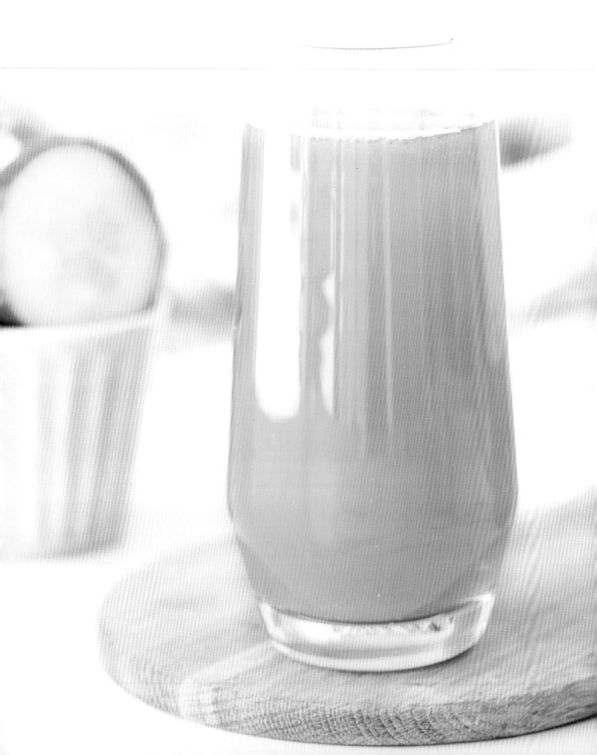

小黃瓜蘋果汁

　　這份美味的果汁非常好喝，你可能會經常想喝。小黃瓜和蘋果混合有助於身體的深層補水和溫和排毒療效，是基礎和進階 369 排毒法第 9 天關鍵的部分。

1 大條小黃瓜
3 顆蘋果

將食材放入榨汁機中榨汁，榨好後立即飲用，以獲得最佳效果，剩餘的果汁放入密封容器中冷藏。

或者，將所有食材切小塊，放入高速攪拌機中攪拌至柔滑狀（過程中不要加水），直到液化，然後用豆漿過濾袋或起司紗布過濾。

補充說明

- 這個食譜中小黃瓜與蘋果的理想比例約為 50:50，大約可榨出 500 毫升的果汁，你可以根據小黃瓜或蘋果的大小隨意調整數量。

- 如果你不太喜歡小黃瓜，你可以多加一點蘋果。如果你不太喜歡蘋果，你可以多加一些小黃瓜。

- 紅皮的蘋果營養成分最高，所以盡量使用任何紅皮品種的蘋果。

- 如果需要，你可以使用西洋梨代替蘋果。

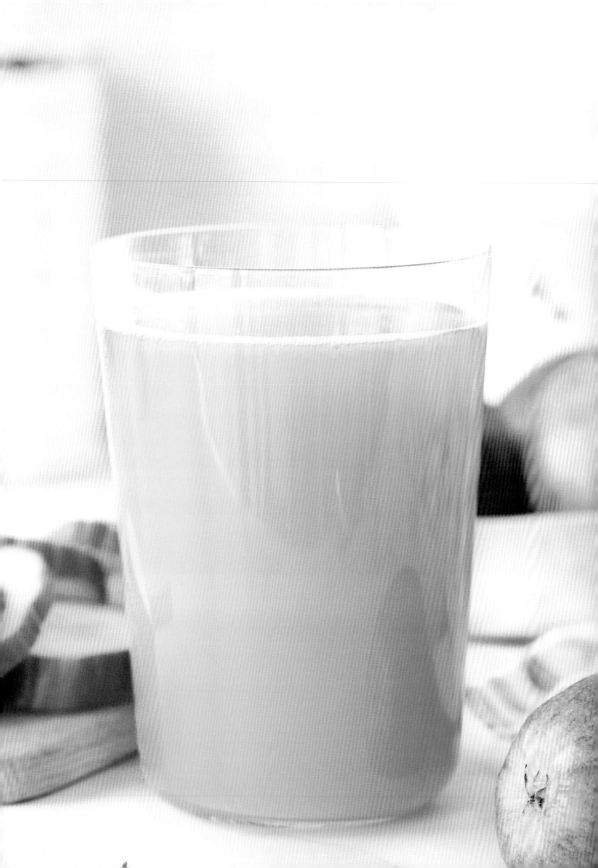

綠色果汁

【1 人份】

這款綠色果汁的口感出人意料的順口甘甜，具有深層滋養、平衡和激發活力的療效。

5 根西洋芹菜
1 根中型小黃瓜
¼ 杯新鮮歐芹
1½ 杯新鮮菠菜或 2 杯切碎的蘿蔓生菜
1 根中型小黃瓜

將所有食材放入榨汁機中榨汁，榨好後立即飲用，以獲得最佳效果，剩餘的果汁放入密封容器中冷藏。

或者，將所有食材切小塊，放入高速攪拌機中攪拌至柔滑狀（過程中不要加水），直到液化，然後用豆漿過濾袋或起司紗布過濾。

補充說明

* 你可以依照個人喜好多加一些菠菜或蘿蔓生菜。

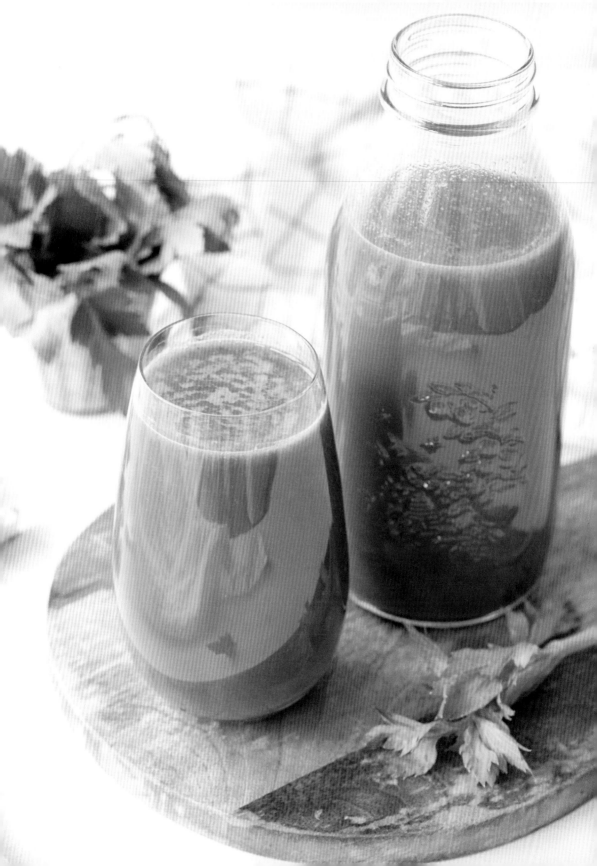

保肝果汁

【1-2 人份】

對任何有嚴重消化問題和吃纖維沙拉或喝湯會不舒服的人而言，保肝果汁是最好的選擇。你可以根據需要在 369 排毒期間，選擇這種提神果汁以取代保肝沙拉和保肝湯品。

版本 1
加蘆筍

3 顆中型紅蘋果

1 杯新鮮香菜

2 杯新鮮菠菜

1 磅蘆筍，尾端切除

1 條小黃瓜

版本 2
加孢子甘藍

3 顆中型紅蘋果

1 杯新鮮香菜

2 杯新鮮菠菜

2 磅孢子甘藍，尾端切除

1 條小黃瓜

版本 3
加蘆筍 + 孢子甘藍

3 顆中型紅蘋果

1 杯新鮮香菜

2 杯新鮮菠菜

1 磅孢子甘藍，尾端切除

½ 磅蘆筍，尾端切除

1 條小黃瓜

將所有食材放入榨汁機中榨汁，榨好後立即飲用，以獲得最佳效果，剩餘的果汁放入密封容器中冷藏。

或者，將所有食材切小塊，放入高速攪拌機中攪拌至柔滑狀（過程中不要加水），直到液化，然後用豆漿過濾袋或起司紗布過濾。

補充說明

- 不管你是否進行 369 排毒法，你都可以在日常生活中飲用，它很適合在早晨喝過芹菜汁後，當成第二杯飲品，或者在下午作為提神的飲品。

- 如果需要，你可以使用西洋梨代替蘋果。

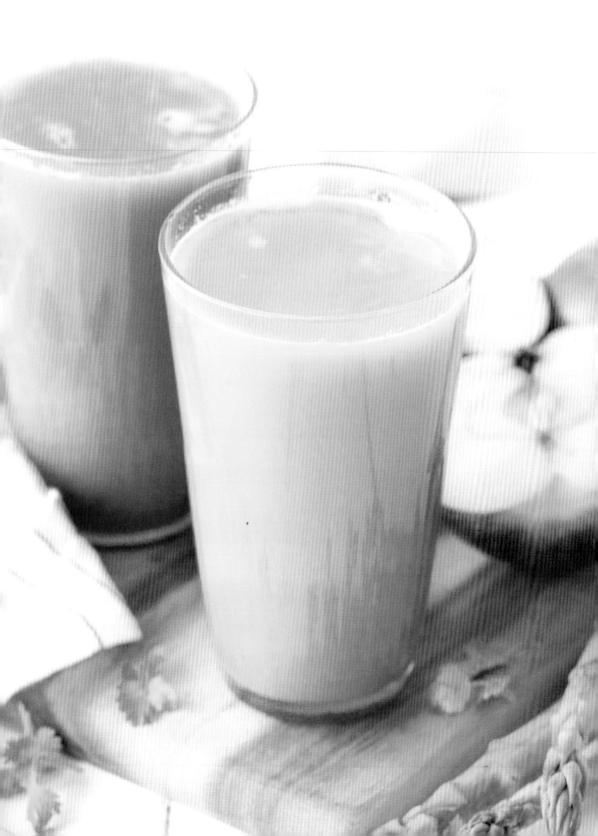

西瓜汁

　　說到甜、清爽的果汁，沒有什麼比新鮮西瓜汁更好了。西瓜汁具有深層保濕和淨化的作用，非常適合早晨飲用，可以在喝過芹菜汁 15 至 20 分鐘，最好是 30 分鐘以上後再喝。所有的甜瓜都很特別，你可以嘗試其他甜瓜品種，以找到你最喜歡的種類。

1 顆小西瓜（大約 4 磅，切塊），或以同等分量的任何瓜類取代

將西瓜放入榨汁機中榨汁，如果需要，用細篩網過濾任何殘渣，並且立即飲用。

或者，將所有食材切小塊，放入高速攪拌機中攪拌至柔滑狀（過程中不要加水），直到液化，然後用豆漿過濾袋或起司紗布過濾。

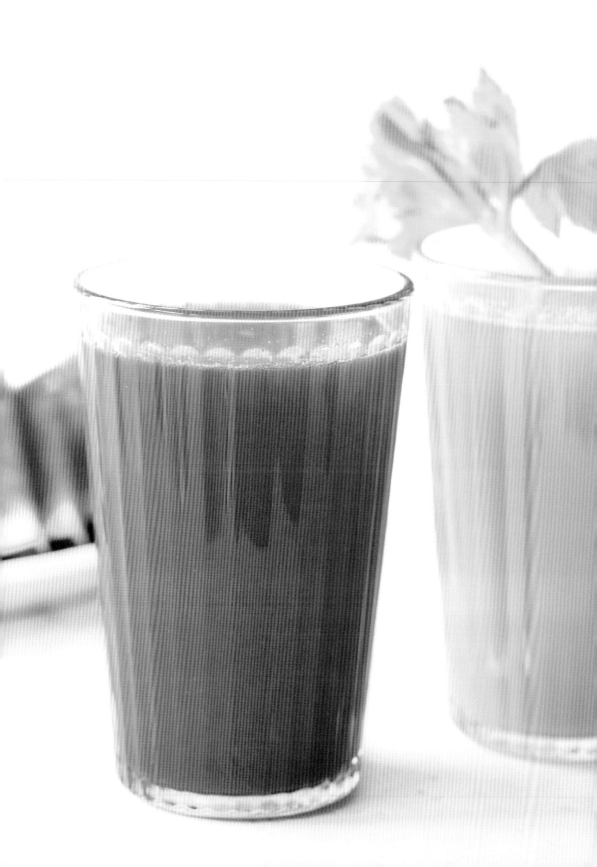

鮮榨橙汁

【1-2 人份】

　　現榨的鮮橙汁在30分鐘內飲用，可以提供身體大量的抗病毒、抗菌、維生素、礦物質、抗氧化劑和具有療效的植化素，這份果汁不僅為你帶來療效，同時也讓你的一天充滿陽光。

10 顆柳橙

如果使用手持柑橘榨汁器，先將柳橙切成兩半，然後再放在榨汁器上轉動以提取果汁和果粒。

如果使用電動榨汁機，先將柳橙去皮再放入機器內榨汁。

補充說明

- 如果柳橙很硬，在切開或剝皮之前，可將柳橙放在餐檯上用手掌滾動，這有助於內部果肉分離以釋放更多汁液。

- 如果你偏好無果肉的橙汁，在飲用前可先過濾器出果肉。

- 如果你無法在 30 分鐘內喝完橙汁，請將果汁存放於帶密封蓋的玻璃罐中，並且放入冰箱冷藏。最好在幾個小時內喝完，最多不要超過 24 小時。

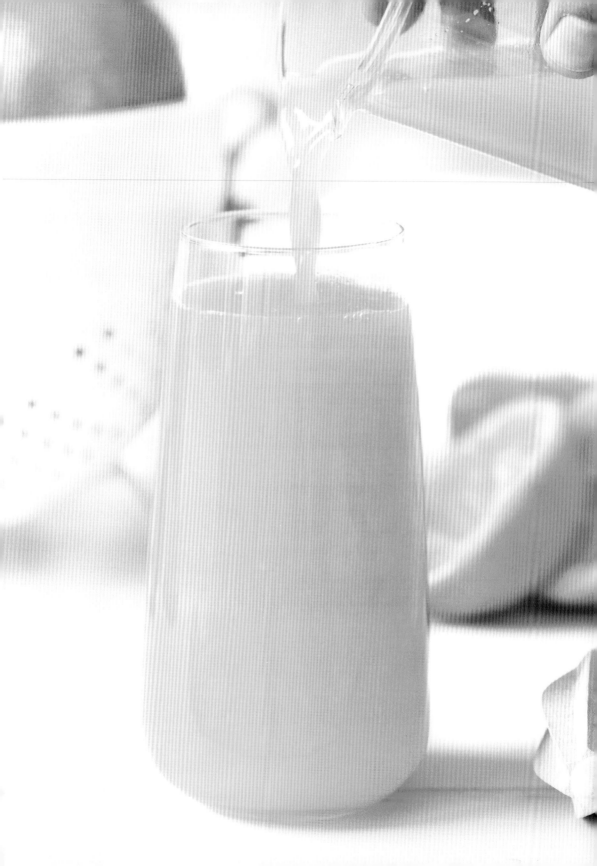

辣味蘋果汁

【2-3 人份】

　　若想來一杯富含療癒香料，舒緩人心的蘋果汁，這款辣味蘋果汁就是最佳的選擇。你會發現這份食譜很快會成為每週必備，不管是微溫或熱飲，對肝臟都有很好的舒緩與放鬆效果，如果你喜歡冷飲，這也是另一種選項！

10 顆蘋果，去核和切碎（大約可榨出3杯果汁）

¾ 茶匙肉桂粉

½ 茶匙薑粉或 1 茶匙細磨新鮮薑末

一小撮肉荳蔻粉（自選）

一小撮丁香粉（自選）

½ 茶匙磨碎柳橙皮

1. 使用電動榨汁機榨蘋果。

2. 將肉桂、生薑、肉荳蔻、丁香和柳橙皮加入果汁中。

3. 如果你選擇冷飲，至少讓食材浸泡10分鐘，飲用前用細網篩過濾即可。

如果你選擇熱飲：

1. 將果汁放入小平底鍋慢火加熱至沸騰。

2. 關火後讓食材浸泡5到10分鐘（儘量避免用微波爐加熱），飲用前用細網篩過濾即可。

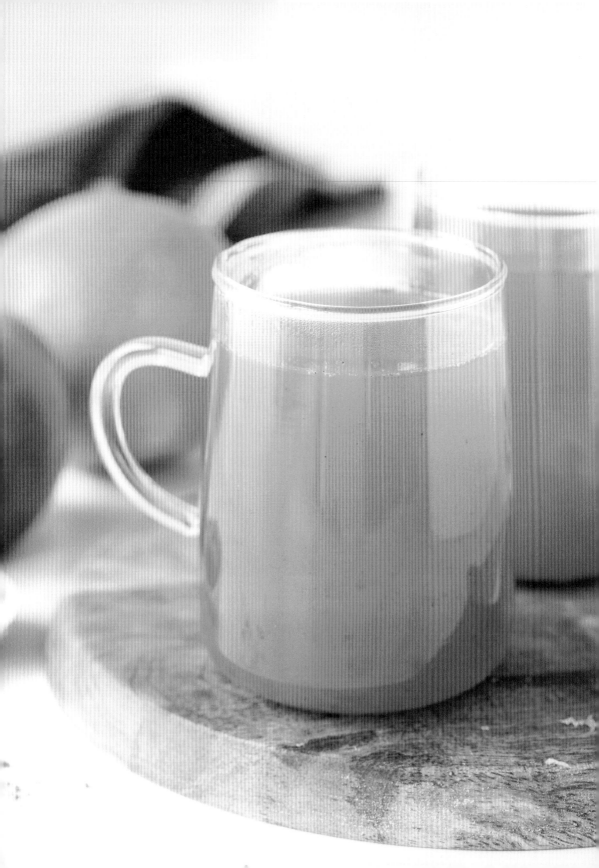

洛神花茶

　　洛神花的療效比起它的美麗和活力更是有過之而無不及，其獨特的花青素化合物使花朵呈紅色，有助於肝臟恢復活力，是 369 排毒療法的首選。

1 湯匙乾燥洛神花或
2 包洛神花茶包
1 杯水
1 茶匙生蜂蜜（自選）

將洛神花放入杯子或茶壺中。加入沸水浸泡10至15分鐘。如果需要，可加入生蜂蜜攪拌即可享用。

補充說明

* 重點要將茶浸泡整整 10 到 15 分鐘，以獲得完整的草藥療效。

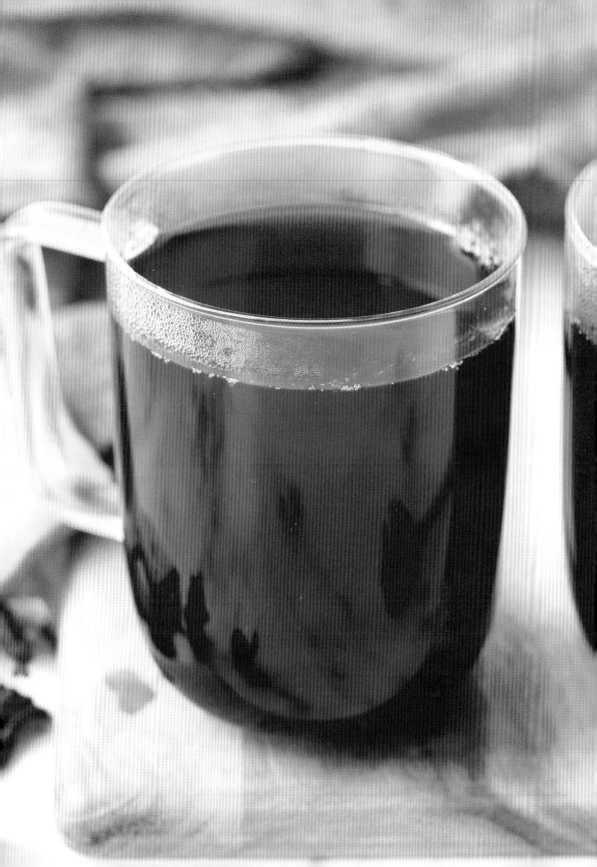

檸檬香蜂草茶

　　檸檬香蜂草茶因其療癒特性和味道，成為最受歡迎的萬用茶，它不僅溫和清香，更可以殺死身體內的病毒和其他病原體，還可以鎮靜肝臟神經，舒緩肝臟長期累積的壓力和緊蹦。

1 杯熱水

2 湯匙新鮮或 1 湯匙乾燥檸檬香蜂草或 2 包檸檬香蜂草茶包

1 茶匙生蜂蜜（自選）

將檸檬香蜂草放入杯子或茶壺中。加入沸水浸泡10至15分鐘。如果需要，可加入生蜂蜜攪拌即可享用。

補充說明

- 重點要將茶浸泡整整 10 到 15 分鐘，以獲得完整的草藥療效。

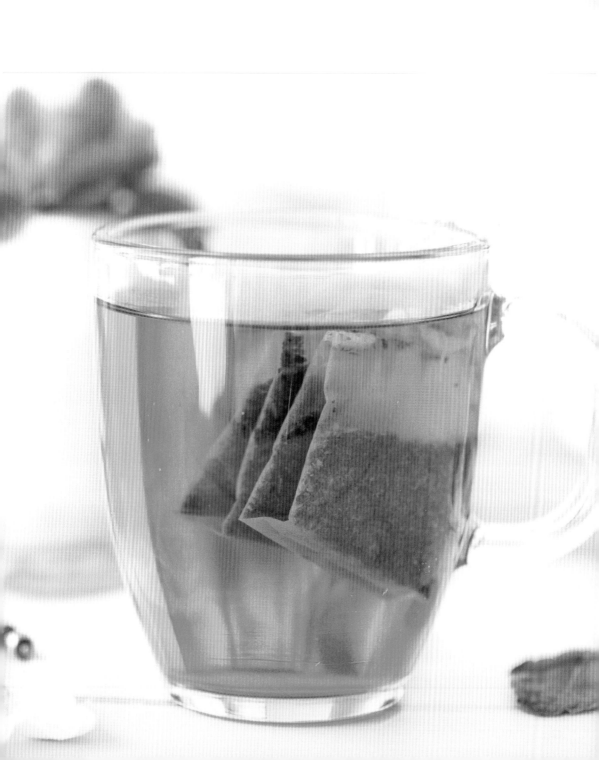

白樺茸茶

　　這種療癒強效的茸菇，製作出來的茶帶有濃郁的泥土香氣，讓人聯想到咖啡。添加生蜂蜜有助於將白樺茶的療效深入體內難以到達之處，增強身體系統的功能。

1 杯熱水

1 茶匙白樺茸粉

1 茶匙生蜂蜜（自選）

將白樺茸粉放入杯子。加入沸水浸泡攪拌均勻，如果需要，可加入生蜂蜜增添風味。

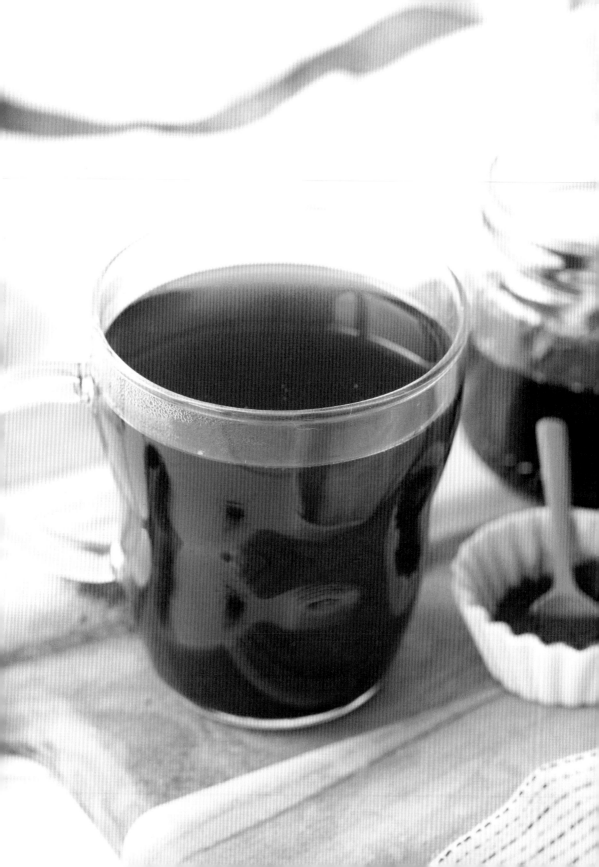

保肝果昔

　　第一款果昔是一種快速、簡單、富含抗氧化劑的滋補飲品，有助於肝臟深層的療癒。第二款果昔是較清淡爽口的選項，融合蔬菜和水果。如果你從未想過在果昔中放入豆芽，現在正是嘗試的最佳時機。豆芽富含營養，口感溫和，是這款果昔的絕配，可為你帶來熱帶的風情。

版本 1
2 根香蕉或 ½ 顆馬拉多
木瓜，切塊狀
½ 杯新鮮、1 包冷凍或
2 湯匙紅色火龍果粉
2 杯新鮮或冷凍，或
2 湯匙野生藍莓粉
½ 杯水（自選）

版本 2
1 根香蕉或 ¼ 顆馬拉多
木瓜，切塊狀
1 顆芒果
½ 杯新鮮、1 包冷凍或
2 湯匙紅色火龍果粉
1 根芹菜莖
½ 杯豆芽（任何品種）
½ 顆萊姆
½ 杯水（自選）

將所有材料放至攪拌機，混合攪拌至光滑狀。如果需要，最多注入½杯水，直到達到所需的濃稠度。

補充說明

- 如果你想在 369 排毒中加入重金屬排毒果昔（參考下一個配方），你可以早上先喝一小杯保肝果昔，然後過一會再喝一小杯重金屬排毒果昔。

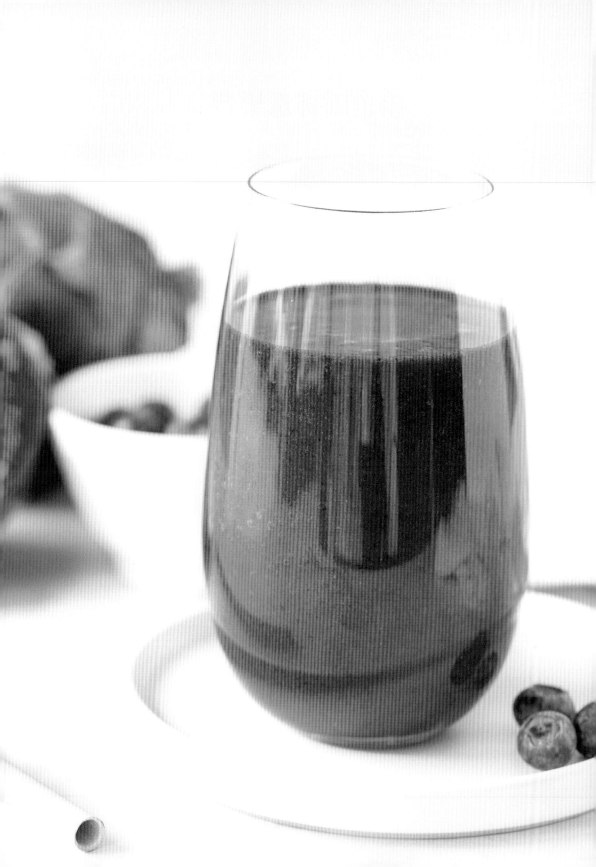

重金屬排毒果昔

這款果昔綜合五種關鍵成分，是一組完美而強效的組合，可以安全排除大腦和體內的有毒重金屬，其效果顯著，宛如生命活泉，有助於扭轉多種症狀。

2 根香蕉
2 杯冷凍或新鮮野生藍莓或 2 湯匙野生藍莓粉

1 杯新鮮香菜
1 茶匙大麥草汁粉
1 茶匙螺旋藻
1 湯匙大西洋海菜
（Atlantic dulse）

1 顆柳橙
½ 至 1 杯椰子水、新鮮榨柳橙汁或水（自選）

將香蕉、野生藍莓、香菜、大麥草汁粉、螺旋藻和大西洋海菜與一顆柳橙汁用高速攪拌機混合至光滑。如果需要稀釋，最多可再加1杯水即可享用。

補充說明

- 如果大麥草汁粉和螺旋藻的味道對你來說太濃，你可以從少量開始先適應，然後再逐步增量。
- 如果在果昔中使用椰子水，請確保椰子水不含任何香料或添加物，避免粉紅色或紅色的椰子水。

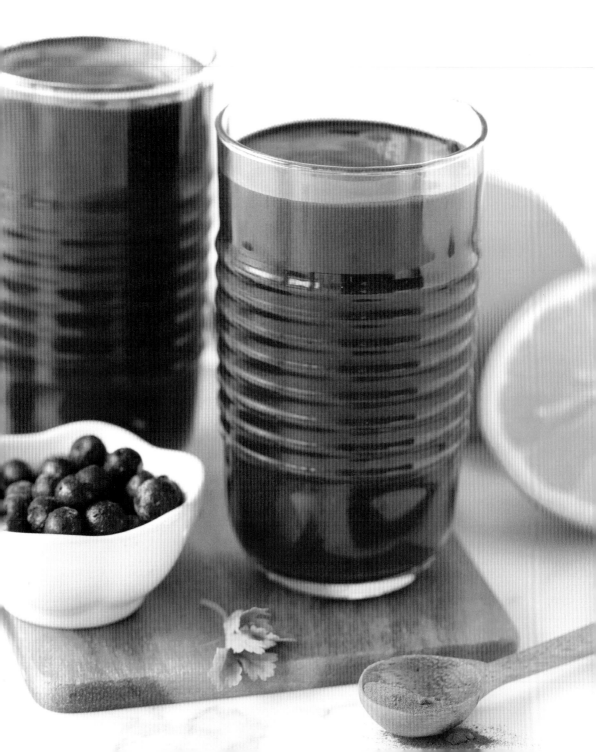

甜瓜果昔

【1 人份】

　　這份食譜最棒之處就是簡單！選擇任何一種甜瓜，用高速攪拌機攪拌成一種容易消化的美味甜瓜蜜。無論你選擇哪種甜瓜品種，都能為你的身體帶來難以置信的療癒效果。

3 到 4 杯切塊的甜瓜，如西瓜、哈密瓜、甜瓜、香瓜、加利亞甜瓜、蜜瓜、雪球蜜瓜或任何其他品種

將甜瓜放入攪拌機中攪拌至滑順狀，大約1至2分鐘。

倒入玻璃杯中，立即飲用。

補充說明

- 最好在空腹或僅在喝過檸檬水或萊姆水和芹菜汁後喝。按照慣例，在喝完芹菜汁後等待 15 到 20 分鐘，最好是 30 分鐘後再享用甜瓜果昔。
- 根據你的食欲，你可以隨意將這份食譜的分量變成二倍或三倍。
- 所有熟成的甜瓜都能製作出美味的果昔，具有多種療效，因此你可以隨意使用喜歡的任何甜瓜品種。不過，確保每次只使用一種甜瓜品種製作果昔，你可以多嘗試不同品種，看看自己喜歡哪一種。

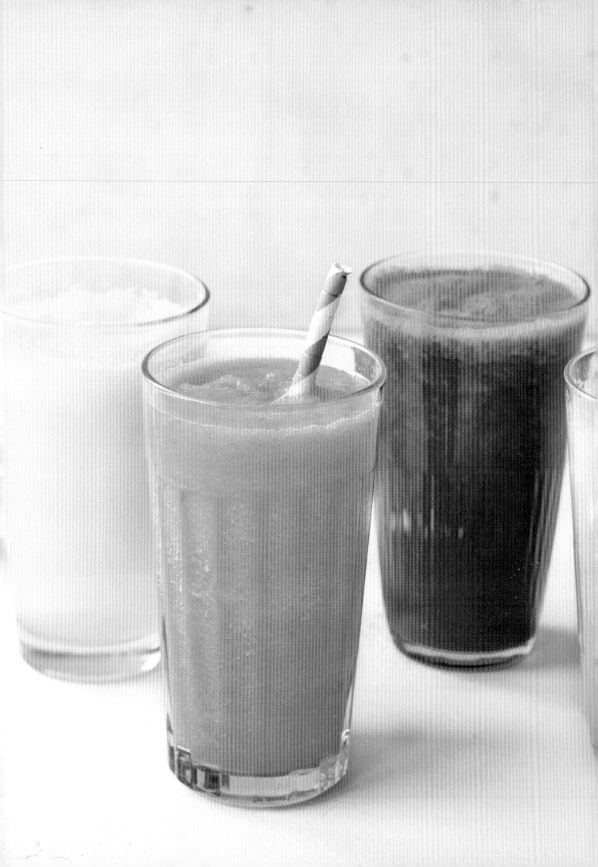

綠色果昔

這份簡單的果昔是一種快速又簡便的方法，無需咀嚼大份沙拉就能攝取大量的綠葉蔬菜；香蕉或芒果不僅賦予這款果昔甜味，同時還提供重要的葡萄糖，將營養物質從蔬菜輸送到身體需要的地方。

3 根中型香蕉，稍微壓碎
或 3 杯切小塊的芒果
1 至 2 根芹菜莖，切碎
4 杯菠菜或 4 杯羅蔓生菜
1 杯水，攪拌時加入

將所有材料放入攪拌機中攪拌至滑順狀後，立即享用。

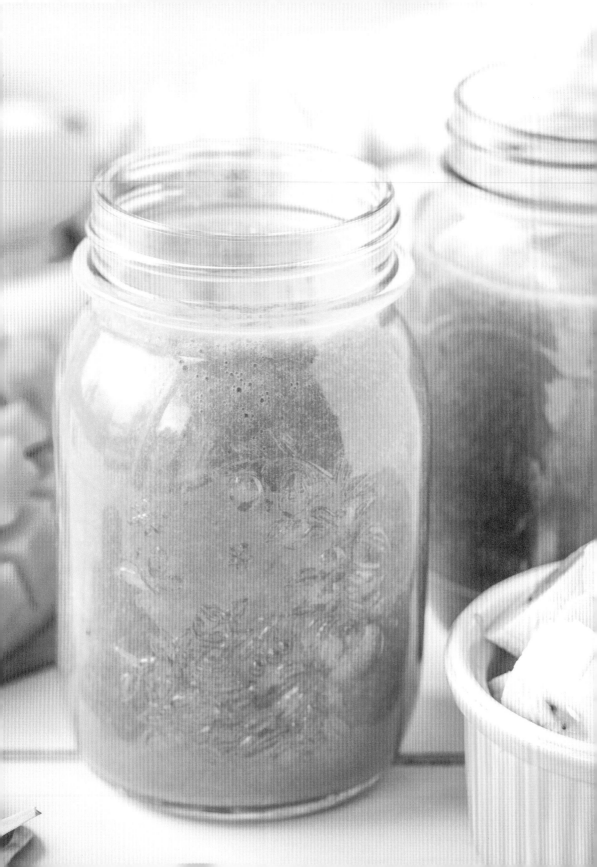

木瓜布丁

【1 人份】

　　這份充滿活力的療癒布丁關鍵在於熟成的木瓜。熟成的木瓜甜美可口，可以攪拌成奶油狀的濃厚布丁。

½ 顆大型馬拉多爾木瓜（Maradol），切成小塊狀

將木瓜放入攪拌機中攪拌直到呈柔滑狀後，立即享用。

補充說明

- 重點是只使用未經基因改造的木瓜。馬拉多爾木瓜是一種非基因改造的品種。
- 確保只使用成熟的木瓜 —— 果肉可以直接用勺子挖出。通常可以從外表判斷成熟度，當表皮變成橙色或黃色，在拇指按壓下如同成熟的酪梨一樣即可。

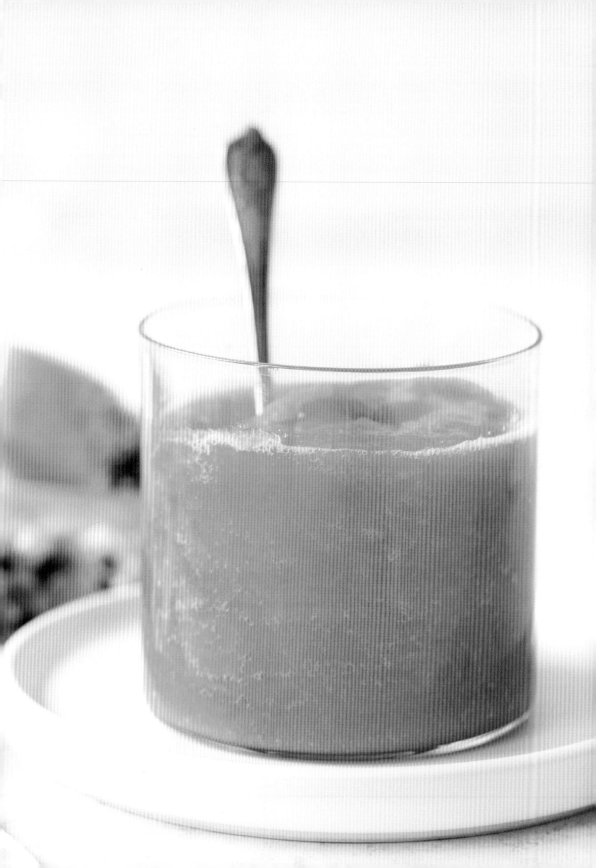

蘋果肉桂果昔

【1 人份】

　　在這款極緻的果昔中，你可以享受到蘋果派的美味。它的口感滑順、讓人心滿意足，你會愛上這份甜點，它沒有一般蘋果派內含的小麥、雞蛋、奶油、豬油和精製糖的缺點。這個食譜只含療癒成分，所以你可以放心地經常為自己和家人準備這份療癒人心的甜點。

2 顆中型紅蘋果，去核切成小塊

1½ 根冷凍香蕉

1 杯水

1 茶匙純楓糖漿或 1 顆椰棗（自選）

¾ 茶匙肉桂粉

¼ 茶匙薑粉

1 小撮肉荳蔻粉

將所有材料放入攪拌機中攪拌至滑順狀後，立即享用。

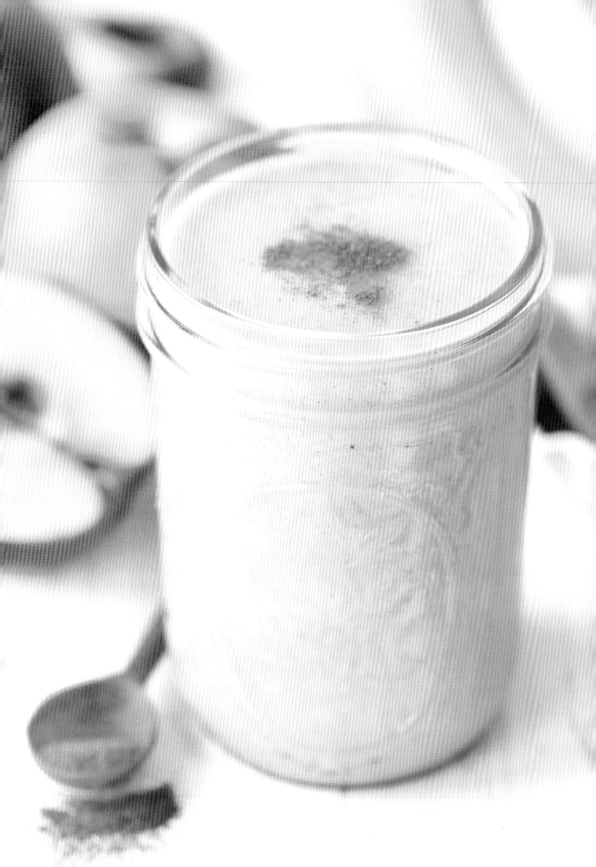

西瓜條

【1-2 人份】

用這份美味的西瓜甜點取代吃薯條的樂趣吧！西瓜條美味多汁又有療效，搭配萊姆汁與辣椒粉，讓人食指大動，忍不住一口接一口。你可以來一份作為獨享的早餐或者多準備幾份與家人分享。這份食譜作法簡單，很適合帶去公園或海灘野餐時享用。

1 小顆西瓜，切成薯條狀

1 顆萊姆皮

1 湯匙萊姆汁

½ 至 1 茶匙辣椒粉

將西瓜條放在盤子，灑上萊姆皮、萊姆汁和辣椒粉，立即享用。

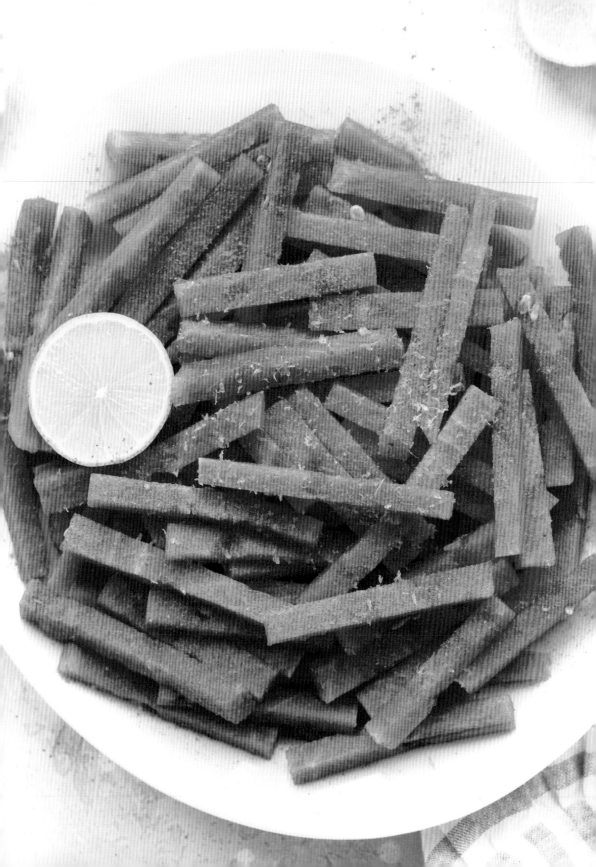

蘋果醬

【1 人份】

　　千萬別因為這份食譜太簡單而被騙了——蘋果醬是最能恢復肝細胞活力的食物之一，這對身體其他部位也有強大的療效。此外，這份甜點美味可口，隨時都能快速來一份。

1 至 2 顆紅色蘋果，切碎

1 至 3 顆椰棗，去核（自選）

1 根芹菜莖，切碎（自選）

¼ 茶匙肉桂（自選）

將切碎的紅蘋果和其他材料放入攪拌機攪拌，直到呈柔滑均勻的蘋果醬。

立即食用，或擠一些新鮮的檸檬汁在上面，並密封冷藏保存。

補充說明

* 如果這份食譜是你的 369 排毒中補充蘋果的一部分，你要留意蘋果醬中添加椰棗的分量，視情況而定做出適量調整。椰棗雖然對身體有益，但也要確保添加富含水分的食物。如果椰棗食用過量，你可能會錯失其他具有療效的排毒淨化食物。

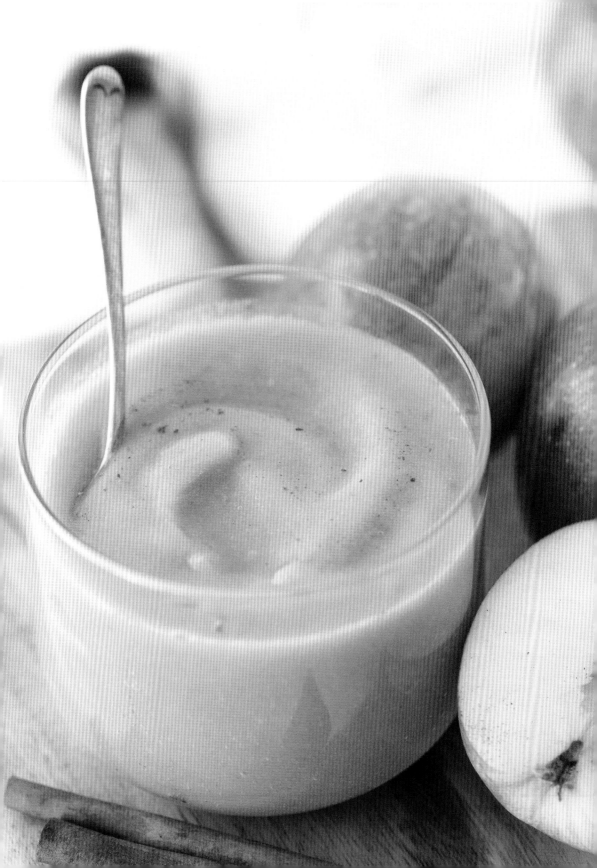

西洋梨醬

【1 人份】

西洋梨醬是蘋果醬美味的變化版，適合不喜歡蘋果或想要換一下口味的人。

3 顆熟成西洋梨 | 將切碎的西洋梨放入攪拌機攪拌，直到呈柔滑均勻的西洋梨醬。

立即食用或密封冷藏保存。

補充說明

- 等待西洋梨變軟多汁後，更容易製成醬汁，且對消化道也更溫和與好吸收。
- 對於 369 排毒淨化的第 9 天，這份食譜只能用西洋梨製作；然而，在排毒淨化結束後，你可以隨意添加其他材料，如椰棗、肉桂、檸檬汁、荳蔻或肉荳蔻。

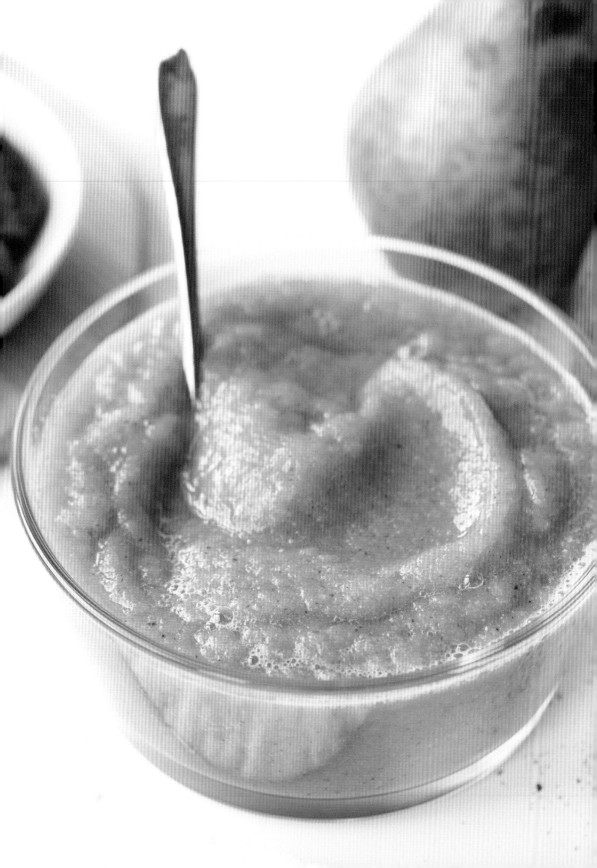

火龍果果昔

　　讓這份營養又多彩的果昔為你的早晨注入陽光。火龍果內含一種不為人知的強效抗氧化劑品種——我稱之為超級抗氧化劑——是這份食譜中的亮點，當然視覺效果也很美！

2 根冷凍香蕉或 2 杯冷凍切碎芒果

1 杯新鮮、2 包冷凍或 2 湯匙粉紅火龍果汁粉

¼ 至 ½ 杯新鮮柳橙汁或水（攪拌用）

配料
2 至 3 顆新鮮草莓，切片
2 湯匙新鮮藍莓和／或新鮮覆盆莓
¼ 杯切片香蕉
¼ 杯切丁芒果

將果昔所有材料放入高速攪拌機中，攪拌至呈柔滑狀後，倒入碗中，加入你選擇的配料即可享用。

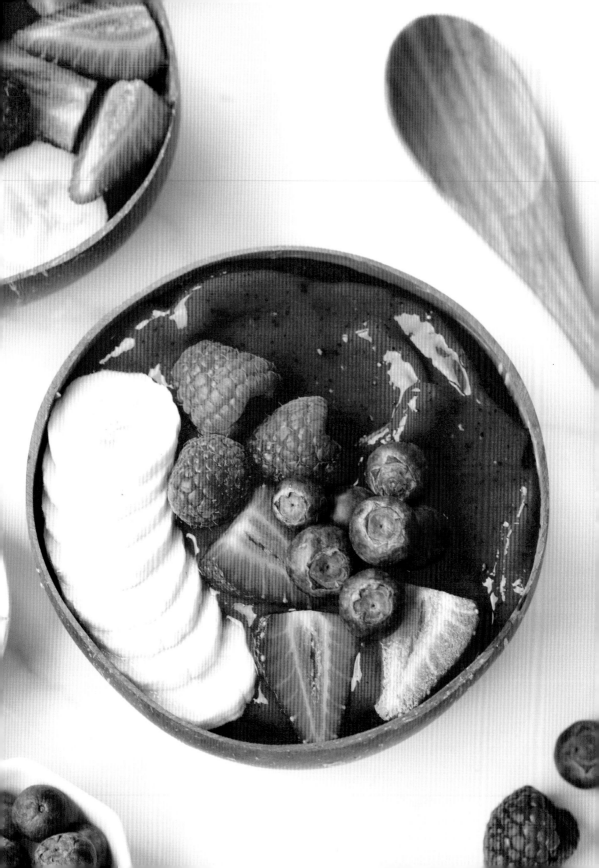

甜瓜拼盤

　　沒有什麼比早餐大口吃自己最喜歡的甜瓜更讓人感到愉悅了。無論是西瓜、哈密瓜、香瓜，還是任何品種甜瓜，你的身體會感謝你——你的味蕾也會感謝你！

½ 小顆或 ¼ 大顆西瓜，或 ½ 至 1 顆小型任何品種的甜瓜

直接吃或切片裝盤享用！

補充說明

- 瓜類最好是單獨吃，不要搭配其他種類的水果。
- 很多人習慣一次只吃一片西瓜或只吃一部分哈密瓜。若以甜瓜作為主食，一定要準備足夠的分量讓自己吃飽。

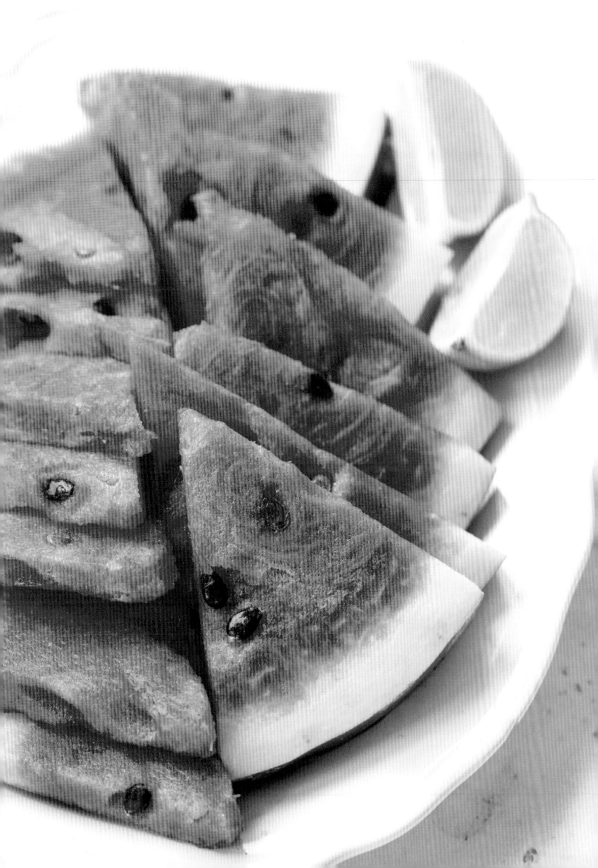

新鮮水果早餐

　　水果的選擇種類繁多，這份簡單的早餐你可以隨心所欲，挑選你最喜歡的水果享用。為了達到最好的消化效果，一次只選擇一種水果，例如木瓜或香蕉，並且讓自己完全吃飽；或者選擇兩到三種水果，例如香蕉與莓果類，做成簡單的早餐水果盤。

大量你喜歡的任何新鮮水果，例如木瓜、莓果、香蕉、油桃、葡萄、柳橙、桃子、無花果、芒果、杏桃、蘋果、西洋梨等。

直接吃或切片裝盤享用！

補充說明

* 確保準備足夠的水果分量作為一頓正餐。對於大多數人來說，一兩顆蘋果、一根香蕉、一杯莓果或幾顆奇異果作為早餐通常是不夠的。如果你偏好少量多餐，請確保在早上時，每隔一小時到一個半小時要攝取更多新鮮的水果。

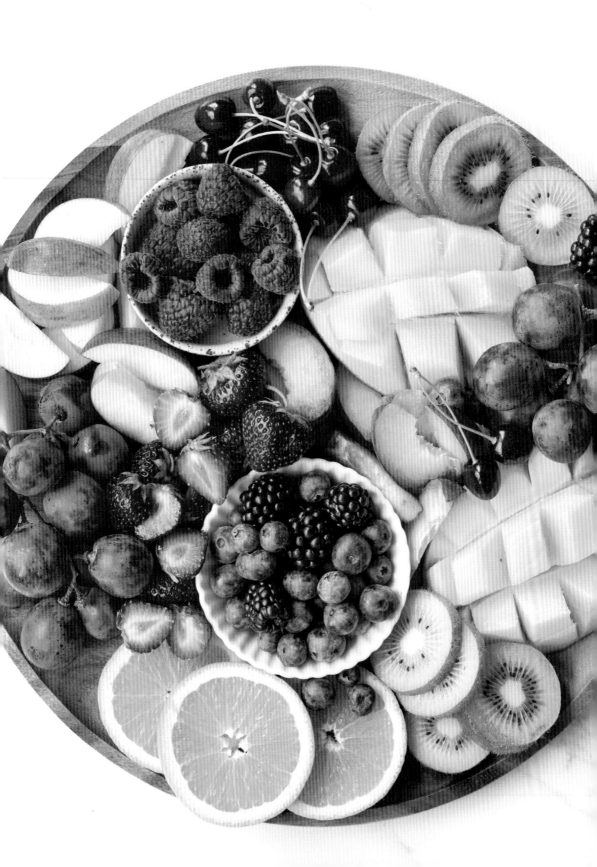

水果麥片

愛吃麥片？這份美味可口的水果麥片是傳統麥片絕佳的替代品。由切碎的芒果和甜莓果製成，再搭配冰涼的香蕉果昔，不僅新鮮、營養，且口感讓人心滿意足。

1 杯混合莓果

1 顆芒果，切片

1 根新鮮香蕉

1 根冷凍香蕉

1 湯匙桑葚乾（自選）

1. 將莓果和芒果放入碗中。

2. 製作香蕉果昔：將1根新鮮香蕉和1根冷凍香蕉與1杯水，用高速攪拌機混合均勻後，倒入水果碗，上面再搭配自選的桑葚乾即可享用。

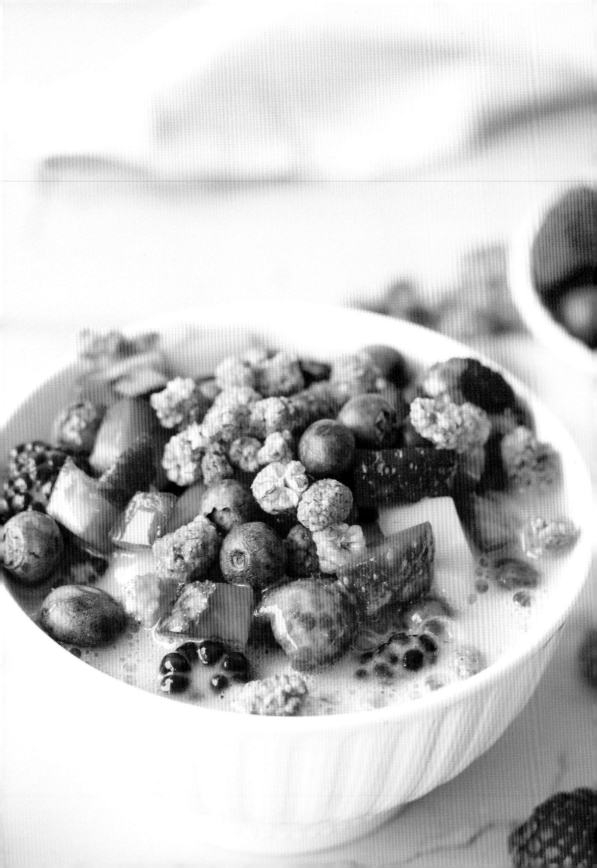

芒果果昔莓果凍

【1 人份】

這份華麗的果凍是一場視覺和身體的饗宴。其層次分明的亮橙果昔，配上美麗深紅和藍色的莓果，你可能會在排毒淨化後就迫不及待為自己和家人準備這份點心。

2 杯冷凍切丁芒果
2 至 3 湯匙新鮮柳橙汁或水（攪拌用）
½ 杯草莓、覆盆莓、藍莓和 / 或黑莓
新鮮薄荷，裝飾用（自選）

1. 將芒果和柳橙汁（或水）放入攪拌機中，攪拌混合呈光滑狀。
2. 在罐子或碗中倒入一層芒果柳橙果昔，然後放入一半莓果。
3. 重複之前的程序，再次倒入另一層果昔，並且加入剩餘的莓果。
4. 如果需要，可用幾片薄荷裝飾，並且立即享用。

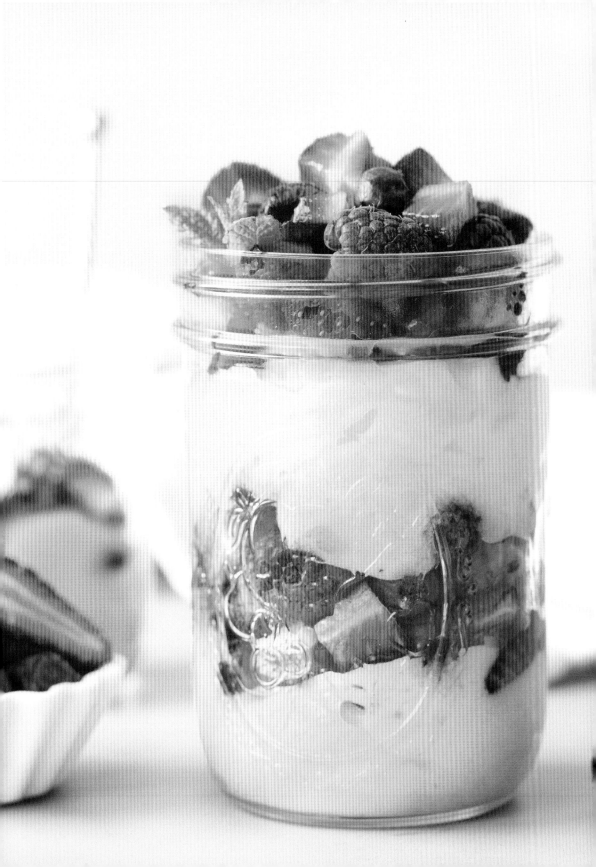

焦糖蘋果泥

【1 人份】

　　這份水果泥的美味足以取代乳製甜品！以香蕉、蘋果和椰棗製成，具有抗病毒、療癒肝臟的效果，你可以隨時享用！

1 顆蘋果，切丁冷凍
1 根冷凍香蕉
2 至 3 顆椰棗，去核
1 茶匙無酒精香草提取物或 ¼ 茶匙香草豆粉（自選）
2 至 3 湯匙水，攪拌過程備用

將所有材料放入高速攪拌機或食品攪拌機中，攪拌至光滑狀。盡量不要加水，並且視需要將殘餘在攪拌機內側的果泥完全刮下後，立即享用。

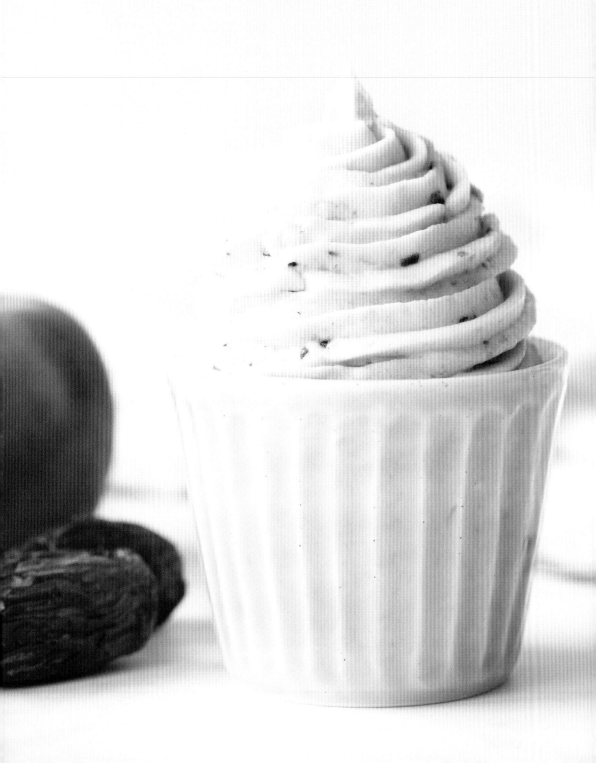

生蘋果香蕉「燕麥片」佐黑莓

一碗不含牛奶的無麩質燕麥片或許是一個健康的選擇，若要更健康的版本，你可以試試這個由蘋果、香蕉和香料製成的「燕麥片」食譜！具有奶油的口感，對任何避免或限制攝取穀物的人而言，這是一個很好的替代選擇。

2 顆蘋果，切丁

1 根熟成大香蕉，壓碎

¼ 茶匙肉桂

⅛ 茶匙小豆蔻

½ 杯黑莓

自選
葡萄乾或蔓越莓乾

將蘋果、香蕉、肉桂和小豆蔻放入食品攪拌機中，攪拌至呈濃稠奶油狀。

將果泥取出放入碗中，並且搭配黑莓和自選葡萄乾或蔓越莓乾後，立即享受。

補充說明

- 如果你偏好其他莓果，例如草莓、覆盆莓、野生藍莓或桑葚，你可以隨心所欲添加。任何莓果都是富含抗氧化劑具有療效的食物。

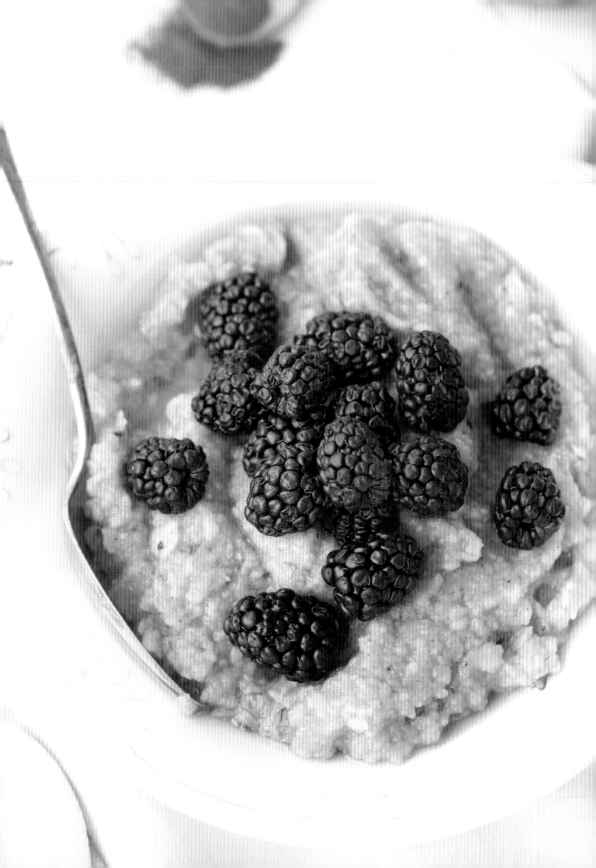

野生藍莓粥

　　比生蘋果香蕉「燕麥片」更傳統的粥，這份食譜使用小米或無麩質燕麥片，並添加一個祕密武器：野生藍莓。這些紫色的小寶石不僅帶來驚喜的美味，對肝臟和身體其他部位也具有神奇的療效。

1 杯小米或無麩質燕麥

2 杯水：視需要加量

½ 茶匙肉桂

½ 杯野生藍莓

2 湯匙新鮮野生或栽種藍莓，或冷凍野生藍莓，裝飾用

純楓糖漿或生蜂蜜，調味

1. 將小米、水和肉桂放入小平底鍋中，不斷攪拌至煮沸，視情況加入更多的水。

2. 轉小火，蓋上鍋蓋，燜煮至軟，大約10到15分鐘，過程中不時要攪拌一下。

3. 待燕麥煮熟後關火，蓋上蓋子，靜置幾分鐘。

　　（或者將燕麥、水和肉桂放入小平底鍋中，用文火慢燉，視情況加入更多的水。蓋上鍋蓋煮至軟，大約5到10分鐘。）

4. 加入野生藍莓和楓糖漿調味，配上2湯匙藍莓即可食用。

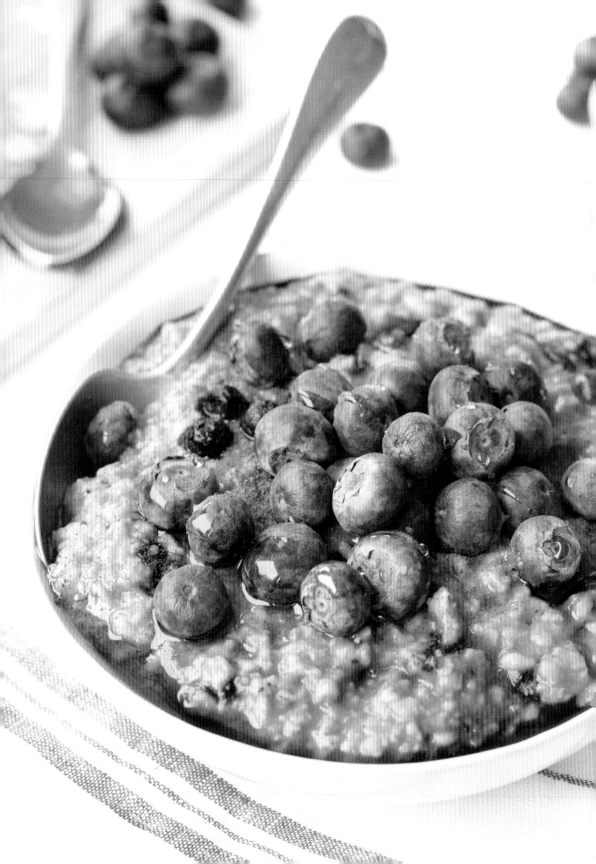

義大利南瓜煎餅

這份獨特的煎餅可以讓你回味童年最愛的點心，同時還能療癒你的肝臟和身體。你可以只吃煎餅，或在上面加碎蕃茄或新鮮的蕃茄沙沙醬。

½ 大顆義大利南瓜（煮熟後大約 2 杯量）

1 茶匙香草，例如迷迭香或百里香

一把青蔥或歐芹切碎，裝飾用

1. 烤箱預熱至400°F/200°C
2. 將南瓜子挖出，切大塊放在鋪有烘焙紙的烤盤上，用叉子在南瓜表面穿刺幾下。放入烤箱烘烤30到40分鐘，直到變軟，取出靜置完全冷卻。
3. 南瓜冷卻後，用叉子將南瓜肉挖出放入碗中，拌入香草混合均勻。
4. 將拌好的混合物製成餡餅，並且將餡餅內的水分擠出。
5. 將不沾鍋以中火熱鍋後，放入煎餅，煎至焦黃，每面煎大約5至6分鐘。
6. 煎好後，灑上切碎的青蔥或歐芹即可享用。

補充說明

- 為了在忙碌的早晨節省烹飪時間，你可以事先煮好南瓜，想吃時再做成煎餅。
- 這份煎餅不只可以當早餐，還可以搭配任何餐點。它們很適合與綠葉沙拉或新鮮番茄、羅勒和菠菜沙拉或莎莎醬搭配。此外，在沙拉和南瓜表面淋上一點檸檬汁和生蜂蜜是另一項不錯的選擇。

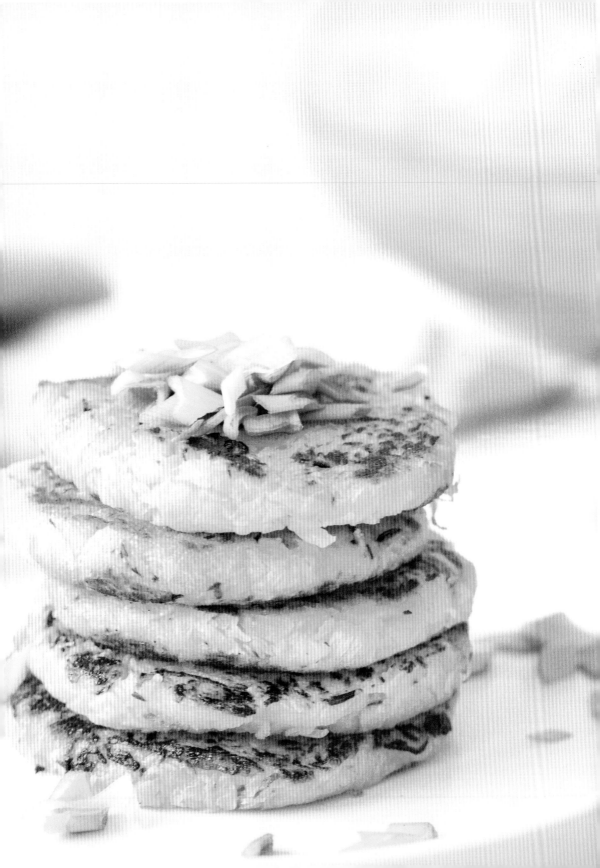

無麩質香蕉燕麥早餐餅乾

【8 片餅乾】

只要幾種材料，就能製作這份簡單又好吃的早餐餅乾。你可以事先做好，以應付忙碌的早晨，或者打包作為全家人的點心。

1 大根熟成香蕉（壓碎大約 ½ 杯量）

1 杯無麩質燕麥

1 茶匙肉桂

¼ 杯蔓越莓或葡萄乾（自選）

1. 烤箱預熱至350°F/180°C，烤盤鋪上烘焙紙。

2. 把香蕉放入中型攪拌碗，用叉子搗碎。加入燕麥、肉桂、蔓越莓或葡萄乾（自選），攪拌均勻。

3. 用大勺子舀出混合物，大約可分成8份。將它們放在烤盤上，稍微壓平成圓形狀。

4. 將餅乾放入烤箱內烘烤15至20分鐘，直至兩面呈褐色。靜置完全冷卻後即可享用。

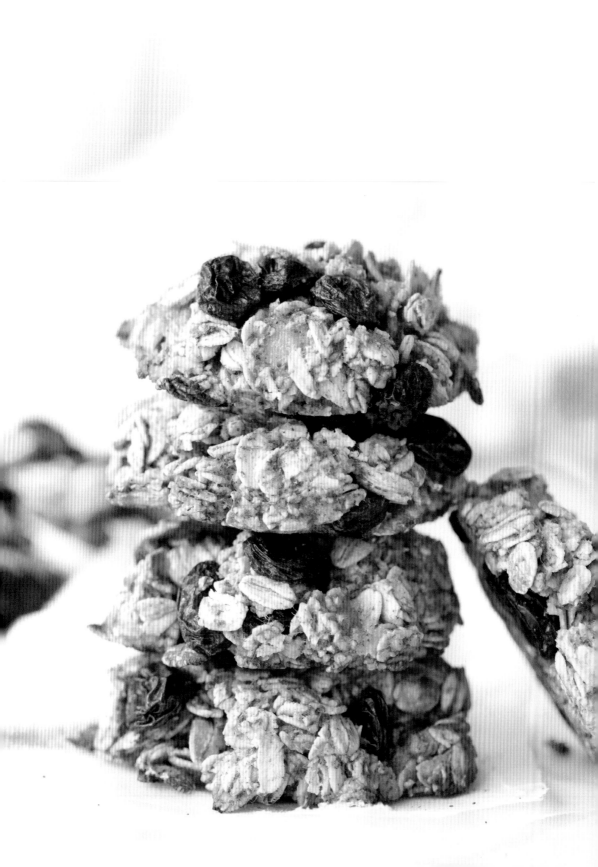

生迷你蘋果塔

【6-8 份】

這份美味的小餡餅是很好的點心，可以為肝臟和身體提供治療和發揮功能所需的葡萄糖。你可以當作零食享用，剩下的餡餅可以冷藏或冷凍，以便改天與親朋好友一起享用。

塔皮
2 杯去籽椰棗
1 杯桑葚

內餡
3 顆蘋果，去籽切丁
2 至 3 顆椰棗，去籽
⅛ 茶匙肉桂
少許肉豆蔻
2 茶匙新鮮柳橙或檸檬汁

上層配料
½ 顆蘋果，切薄片
½ 茶匙肉桂
1 至 2 茶匙生蜂蜜（自選）

1. 製作塔皮，將椰棗和桑葚放入食品攪拌機中，充分攪拌混合均勻。
2. 在鬆餅模內鋪一層烘焙紙，紙模要夠大，以利取出成品。
3. 將混合物壓至底部和兩側，製作6到8個塔皮，先靜置一旁。
4. 將蘋果、椰棗、肉桂、肉荳蔻和柳橙汁或檸檬汁混合均勻，使餡料呈柔滑狀。
5. 用湯匙將餡料放入塔皮內，放入冰箱30分鐘。
6. 從鬆餅模中取出蘋果塔，撕開黏著在表面的烘培紙。
7. 將蘋果塔放在盤子上，最後搭配蘋果片即可享用。如果需要，可以撒上肉桂和淋上生蜂蜜增添美味。
8. 你可以立即享用或置於冰箱冷藏或冷凍。

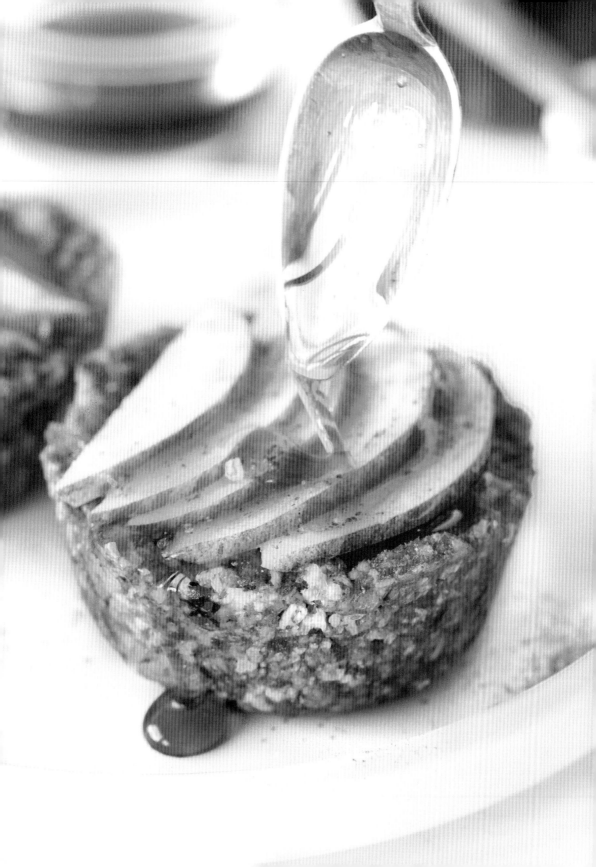

蘋果肉桂椰棗

　　雖然椰棗本身就是一種完美、簡單的零食，但椰棗鑲入蘋果和肉桂，更是將這份零食的美味帶入另一個層次！搭配芹菜條和黃瓜片，即可製成又甜又鹹，還能補水的零食。

1 顆蘋果

½ 茶匙肉桂

6 顆椰棗

1. 蘋果去除果核切成薄片，切好後平放在盤子上，撒上肉桂。

2. 在椰棗一側切一道切口，去籽打開椰棗，中間放入一片肉桂蘋果。

重複同樣的步驟，完成後立即享用。

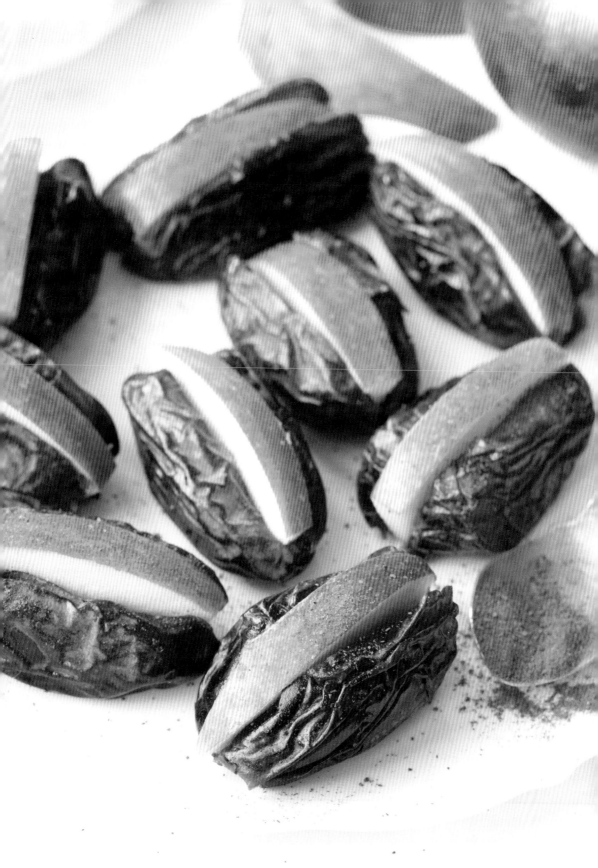

蘋果餡餅

你可以試試這份好玩又簡單的食譜來品嚐蘋果派的美味。只需少量的材料就能滿足你的味蕾。它也能放在冰箱保存好幾天,所以可以多做一些,備妥一週的分量。

½ 杯去籽椰棗

½ 杯水

¼ 茶匙肉桂

少許肉豆蔻

3 顆中型蘋果,切丁

1. 將椰棗、水、肉桂和肉荳蔻用攪拌機混合呈光滑狀。

2. 放入碗中,加入切好的蘋果丁混合均勻。可立即食用或裝入密封容器置於冰箱冷藏備用。

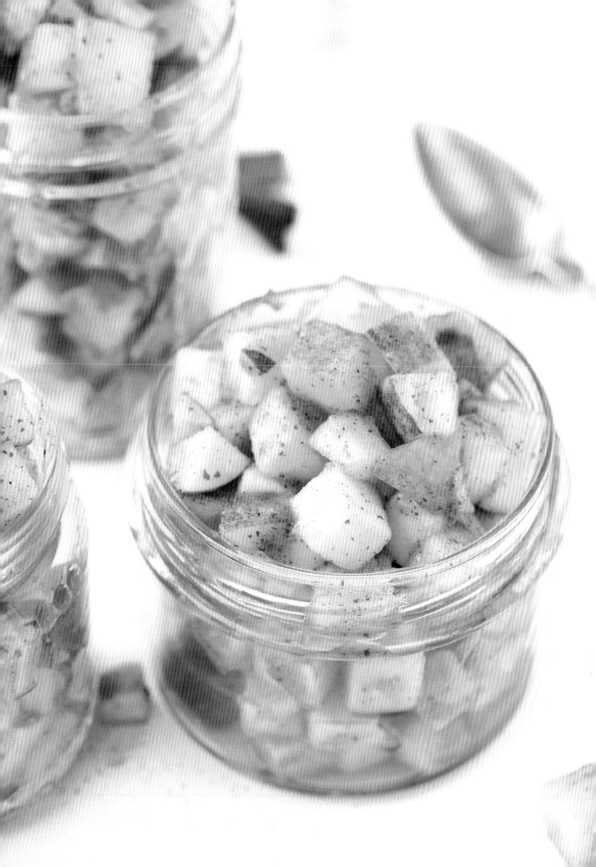

保肝養生沙拉

【1-2 人份】

這兩款沙拉對肝臟具有很好的療效，很適合作為清淡的餐點，同時在 369 排毒淨化過程中，它們也是補充熟食的完美選項，可加入蒸蘆筍、孢子甘藍、西葫蘆和櫛瓜等。你可以運用以下列出的任何一種療癒食材變化成各種沙拉，這樣就不會覺得太單調。如果你嘗試過不含脂肪的柳橙「香醋」醬汁，肯定它會成為你家廚房的常客，它不僅清爽又美味，還可以滿足所有人的味蕾。

8 杯各種綠葉蔬菜（菠菜、芝麻菜、奶油萵苣、蘿蔓、羽衣甘藍、野苦苣等）

1 顆檸檬、萊姆或柳橙汁

自選配料
蘋果、葡萄、芒果、木瓜、柳橙、莓果類、香蕉（只要沙拉不含蕃茄即可，因為香蕉和蕃茄混著吃不易消化）、新鮮無花果、小黃瓜、芹菜、蕃茄、蘆筍、高麗菜（紅色或綠色）、胡蘿蔔、豆芽、嫩芽蔬菜、新鮮香草（香菜、歐芹、羅勒、蒔蘿、薄荷、奧勒岡葉、百里香、迷迭香等）、大西洋海菜、大蒜、洋蔥（任何你喜歡的品種——韭菜、紅、甜、黃、綠等）、櫻桃蘿蔔、甜椒（熟成，非綠色）甜豌豆、雪豆、生花椰菜、蕃茄乾（無鹽、無油、無硫）、蒸青豆

自選柳橙「香醋」醬汁
1 杯柳橙汁　　　　1 瓣大蒜
1 茶匙生蜂蜜　　　¼ 杯水
⅛ 茶匙辣椒粉（自選）

1. 將選擇的綠葉蔬菜和列表中準備的配料放入碗中，混合均勻。

2. 在沙拉上淋上新鮮的檸檬、萊姆或柳橙汁調味。（或者，利用攪拌機將所有「香醋」醬汁材料混合均勻，然後淋在沙拉上拌勻。）

補充說明

- 在基礎 369 排毒淨化期間，你可能會因為太愛吃蘆筍和／或孢子甘藍，而午晚餐都以此為主食，因而吃不下這份保肝沙拉。你要留意避免發生這種情況——除非是第 7 天或第 8 天的晚餐，此時沙拉才是自選的選項。

- 如果在排毒餐中，你吃不下整份的沙拉和其他必要的食物，你可以把這份食譜分量減半，這樣你就能吃完。也就是將沙拉的蔬菜量從 8 杯減為 4 杯。

- 如果你的身體非常敏感，你甚至可以用生的保肝養生湯（第 92 頁）取代這份食譜。在基礎 369 排毒淨化的最後階段，你可以選擇保肝果汁食譜來攝取必要的營養素。當你有消化不良的問題時，或許你可以先從單一飲食排毒開始。

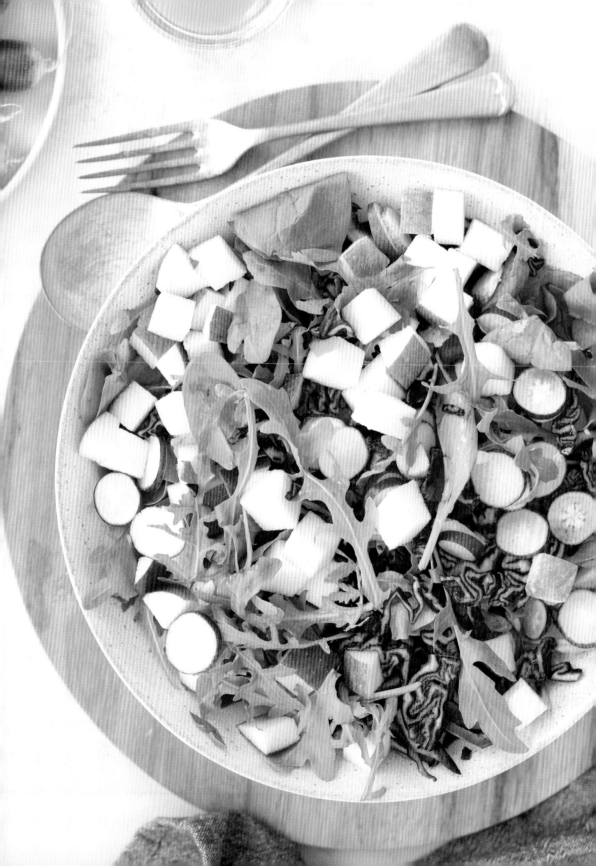

菠菜冷湯

　　在飲食中加入更多的水果、蔬菜和綠葉蔬菜，其中最大的好處是我們的味蕾會產生變化，隨著時間的推移，我們會開始渴望攝取更多新鮮的食材。當你發現自己渴望綠葉蔬菜及其提供的好處，這種易於製作、味道濃郁的湯品，是一個將各種蔬果製成易於消化形式的好方法。透過菠菜提供的礦物質，這份湯品還有助於抑制此刻某些不利於你的身心健康食物的渴望。

500 公克小蕃茄

1 根芹菜

1 瓣大蒜

1 顆柳橙，榨汁

4 杯嫩菠菜

2 片羅勒葉或幾片新鮮香菜

½ 至 1 根小黃瓜（自選；在簡易排毒的第 9 天要省略小黃瓜細絲）

1. 將蕃茄、芹菜、大蒜和新鮮柳橙汁放入高速攪拌機中，攪拌呈光滑狀。

2. 加入菠菜混合，直到完全融合。

3. 加入羅勒或香菜混合直到呈光滑狀。

4. 如果需要，可以使用螺旋器、切絲機或蔬菜削皮器將小黃瓜製成麵條。（如本章開頭所述，當使用有機黃瓜時，你可以根據喜好保留黃瓜皮或去皮。如果使用一般黃瓜，盡可能去皮再製成麵條）。

5. 將削好的麵條放入碗中備用。

6. 將攪拌好的湯倒入碗中，立即食用。

補充說明

- 如果你沒有菠菜，你可以用奶油萵苣葉代替。

- 如果你沒有小蕃茄，你可以用熟芒果代替。如果買不到新鮮又甜的芒果，你可以使用解凍的冷凍芒果。

- 如果你沒有蕃茄和芒果，你可以選擇香蕉混合蔬菜，但千萬不要同時加入香蕉和蕃茄，因為它們加在一起不易消化。

- 英國黃瓜由於內含小籽，是製作麵條另一種不錯的選擇。

- 如前所述，如果你在 369 簡易排毒淨化的第 9 天喝菠菜冷湯，此時請不要加入小黃瓜細絲。不過，你可以把小黃瓜放入攪拌機中一起混合到湯裡。在第 9 天，你只需要吃果汁或混合的食物泥即可。

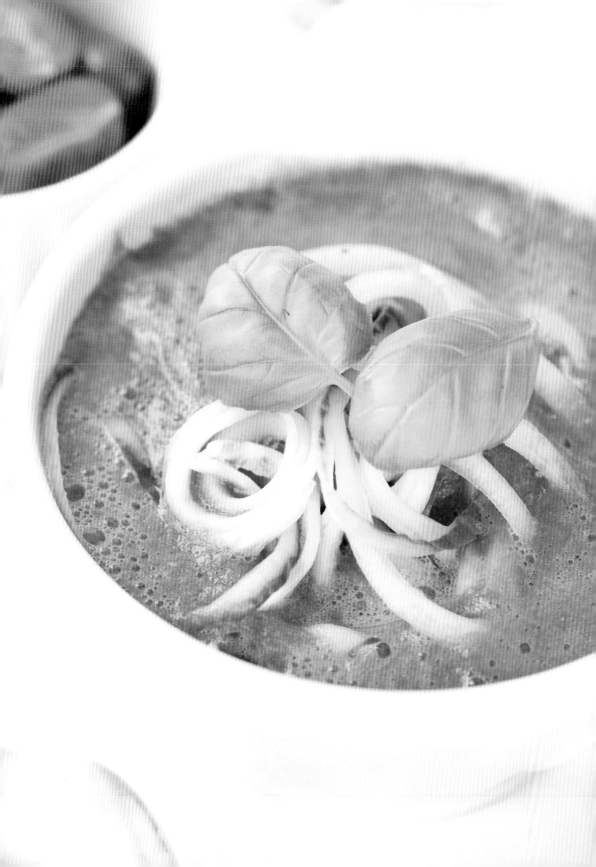

保肝養生湯

　　如果你不喜歡吃沙拉，這份保肝養生湯是取代保肝養生沙拉絕佳的療癒湯品，你仍然可以攝取重要的排毒和療效食物。對於咀嚼困難、沒有時間進食或消化不良的人來說，這份養生湯也是不錯的選擇。

2 杯小蕃茄

1 杯切丁小黃瓜

2 根芹菜

¼ 杯新鮮香菜

¼ 杯歐芹

4 杯綠葉蔬菜（菠菜、芝麻葉、奶油萵苣）

2 湯匙新鮮檸檬、萊姆或柳橙汁

1 杯切碎蘆筍

1 至 2 顆椰棗或 1 至 2 茶匙生蜂蜜（自選）

½ 杯水

將所有材料放入高速攪拌機中，攪拌呈光滑狀後，立即享用。

補充說明

- 如果保肝養生湯不符合你的口味，你可以選擇溫和的綠葉蔬菜，如菠菜，而不是味道濃郁的綠色蔬菜，如芝麻葉和羽衣甘藍。

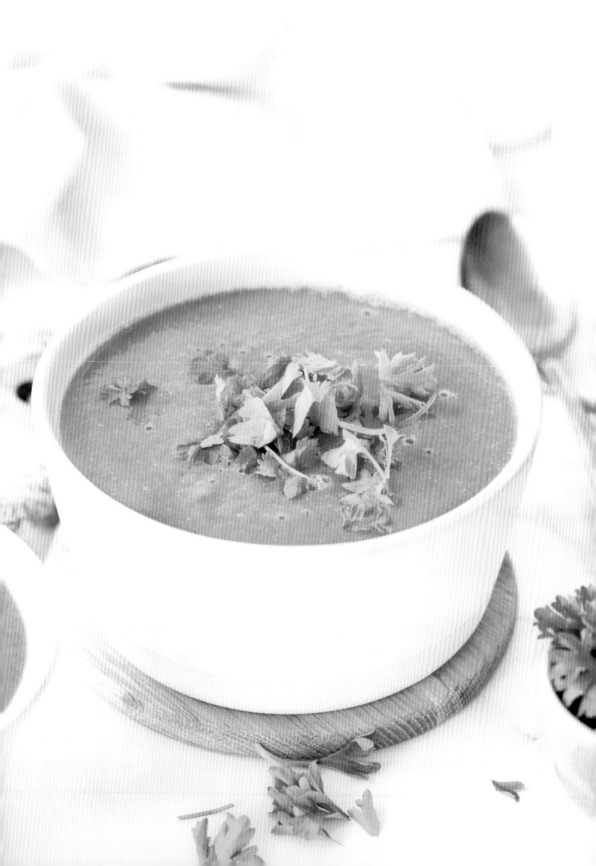

涼拌孢子甘藍

　　如果你從未吃過生孢子甘藍，你可能會對它們的美味感到驚訝，尤其是切成細絲並搭配醬汁。在這份食譜中，傳統的沙拉食材，如胡蘿蔔和甘藍，再搭配主角孢子甘藍，這些都是排毒和療癒的聖品。食用前再加入新鮮的香草和美味、簡單的醬汁，你可能會愛上這款涼拌孢子甘藍！不管是即時或提前準備好，兩者都很美味！

1½ 杯孢子甘藍，切絲

1 杯胡蘿蔔絲（自選）

1 杯紫甘藍，切絲

½ 杯切碎新鮮香菜

¼ 杯切碎青蔥

1 瓣大蒜，磨碎

2 湯匙檸檬或萊姆汁

1 茶匙生蜂蜜或純楓糖漿（自選）

1. 將孢子甘藍、胡蘿蔔絲（如果有）、紫甘藍、香菜和青蔥放入大碗中，攪拌均勻。

2. 將磨碎的大蒜、檸檬汁和生蜂蜜（如果有）加入沙拉中混合均勻。

3. 視個人喜好調味後，立即享用。

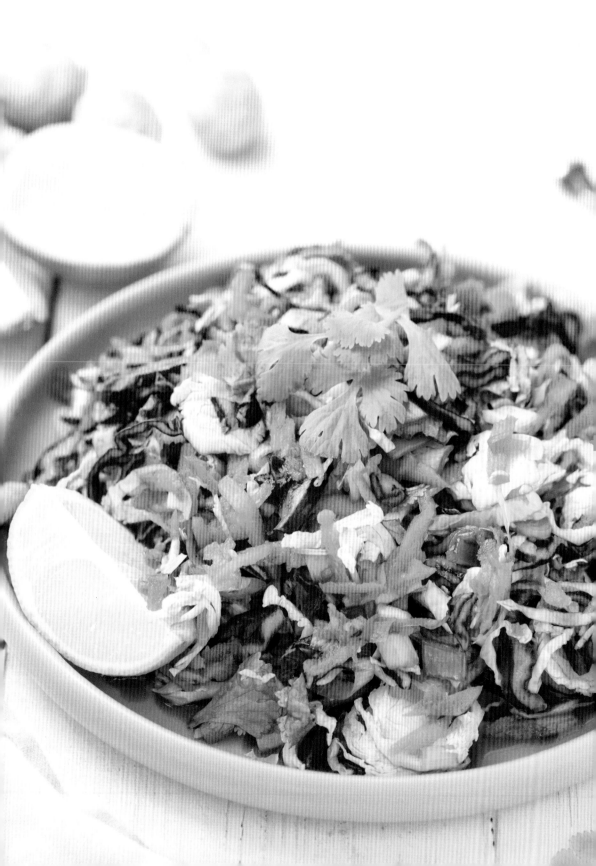

孢子甘藍、蘆筍、櫻桃蘿蔔和蘋果沙拉

【1-2 人份】

　　甜中帶點辣味，這是一份色彩明亮美味的沙拉，其中的孢子甘藍、蘆筍、蘋果和櫻桃蘿蔔對肝臟和其他器官都非常好。如果一次吃不完也可以放置冰箱冷藏保存。

1 磅孢子甘藍，底部稍微切除，用刨刀或刀子切成細絲

1 磅蘆筍，底部稍微切除，切小段狀

½ 杯櫻桃蘿蔔，切成薄片

1 顆中型紅蘋果，切成薄片

醬汁
1 瓣大蒜，磨碎

1 茶匙紅洋蔥，磨碎

1½ 茶匙生蜂蜜或純楓糖漿

3 湯匙新鮮檸檬汁

1. 將切好的孢子甘藍、蘆筍、櫻桃蘿蔔和蘋果薄片放入大碗中，混合均勻後靜置一旁。

2. 將磨碎的大蒜、紅洋蔥、生蜂蜜或楓糖漿和檸檬汁放入小碗混合製成醬汁。之後淋在沙拉上攪拌均勻。

3. 完成後分別裝入碗中即可享用。

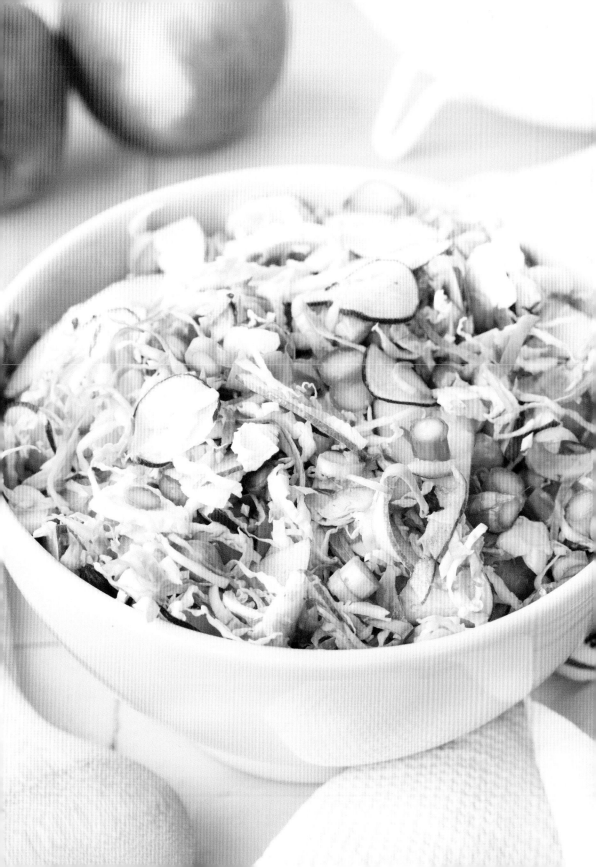

綠葉沙拉

【1-2 人份】

　　這份沙拉可以根據你的喜好做成簡單或多樣化的形式。在緊要關頭，抓一些綠葉蔬菜放入碗中，淋上一點檸檬或萊姆汁，就能來一份營養的沙拉！尤其是當作配菜，有時這樣就夠了。當你想加入其他材料時，你可以考慮蕃茄、小黃瓜、洋蔥或任何喜歡的蔬菜。

4 杯綠葉蔬菜（菠菜、芝麻葉、奶油萵苣等）

2 湯匙檸檬或萊姆汁

自選配料

¼ 杯對切小蕃茄或蕃茄切碎

½ 杯小黃瓜切碎

¼ 杯紫甘藍切成細絲

¼ 杯櫻桃蘿蔔切成薄片

¼ 杯紅洋蔥切成細絲

1 茶匙生蜂蜜或純楓糖漿

將你選擇的綠葉蔬菜放入碗中，淋上檸檬汁拌勻。加入任何你喜歡的配菜即可食用。

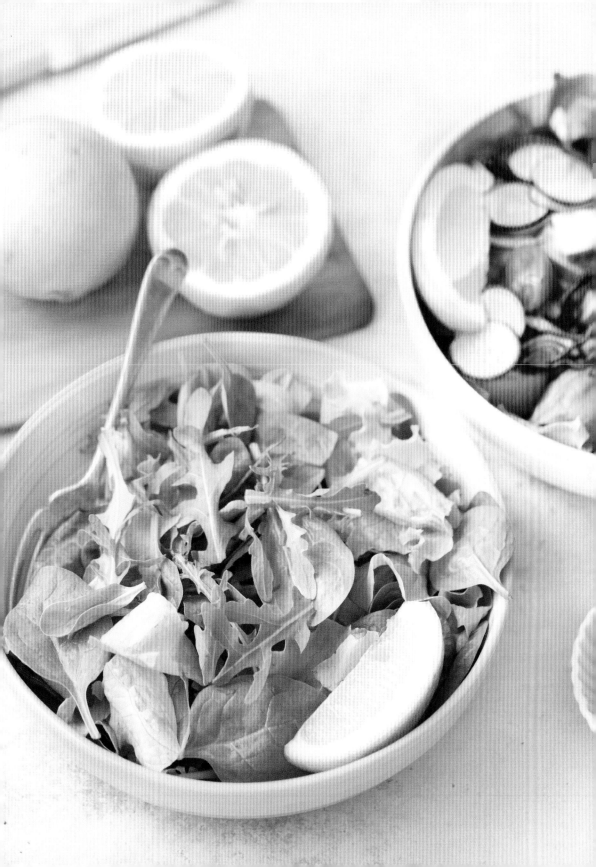

花椰菜壽司

生花椰菜米是一種模仿白米有趣的方式，且療效更多。將花椰菜米與自選的蔬菜、香草和水果（如芒果、馬拉多爾木瓜或柳橙）搭配，做出來的壽司不含脂肪，將它們包入紫菜，即可享受美味且有趣的用餐新體驗。

1 磅花椰菜花朵部分
2 至 3 片壽司海苔片
1 顆紅椒，切成細絲
½ 條小黃瓜，切成細條狀
1 至 2 根紅蘿蔔，切成細條狀
1 杯紫甘藍，切成細絲
1 至 2 湯匙青蔥，用於裝飾
芥末醬（自選，芥末粉混合水製成）

沾醬
2 茶匙純楓糖醬
2 湯匙萊姆汁
¼ 茶匙卡宴辣椒粉
½ 茶匙薑末

1. 將花椰菜小花放入食品加工機中，攪拌直至形成白米般的質地，靜置一旁。
2. 將一張海苔片有光澤那一面朝下放在砧板上。
3. 將大約¾杯花椰菜米舀至離你最近的紫菜片末端，然後均勻鋪一層，覆蓋紫菜下半部。
4. 將備妥的蔬菜和／或水果放在花椰菜米中間。
5. 小心地從靠近你這側紫菜的底邊緣捲起紫菜，然後緊緊地捲向頂部。在即將捲到尾端前，用手指沾水抹在紫菜頂部邊緣，然後繼續捲完。
6. 使用鋒利刀子，將壽司平均切斷。
7. 製作醬汁，將楓糖漿、萊姆汁、辣椒粉和薑末攪拌均勻。
8. 如果需要，壽司可搭配醬汁或芥末食用。

補充說明

- 使用來自芥末或芥末加辣根製成的芥末粉，以取代一般現成的芥末醬。將芥末粉與少許的水混合，自製成純淨的芥末醬，如果你很敏感，請記住芥末是非常嗆辣的。

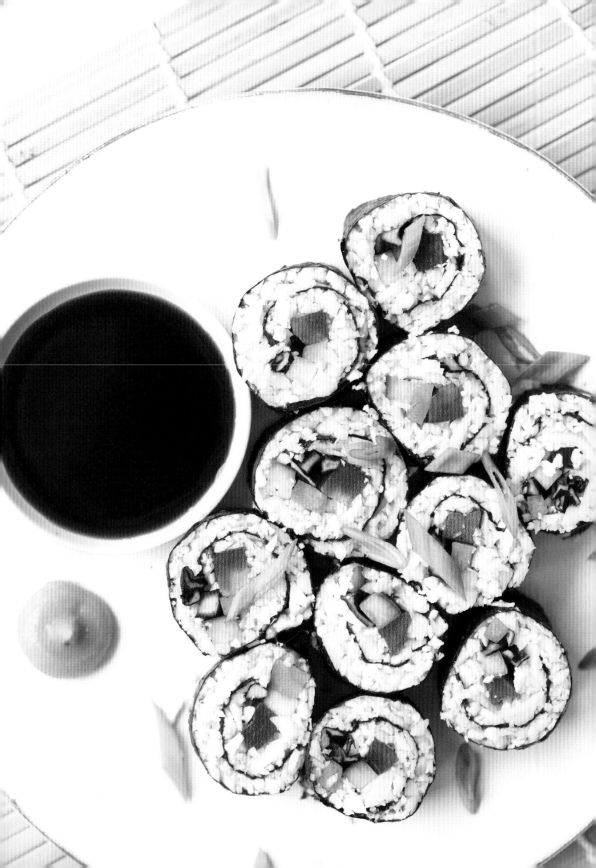

羽衣甘藍沙拉

　　如果你習慣吃含有大量酪梨、油或醬汁的羽衣甘藍沙拉，你可能會對這份無脂食譜的美味感到驚訝——它的美味依舊，特別是加入自選的大蒜、辣椒和椰棗。如果你平時不吃生羽衣甘藍，因為其纖維的口感，你不妨試試這份美味的食譜。透過食品加工機切碎和混合所有食材，讓沙拉的風味完全融合，並且讓食譜中的羽衣甘藍和其他的療效成分更容易於入口。

½ 顆羽衣甘藍，去莖切碎

½ 把青蔥，切碎

1 條小黃瓜，切碎

3 根芹菜，切碎

2 大顆蕃茄，切碎

¾ 杯蘆筍，切碎

1 至 2 杯柳橙汁

1 瓣大蒜，細磨（自選）

1 根辣椒，切碎（自選）

1 至 2 顆椰棗（自選）

1. 將切碎的羽衣甘藍和青蔥放入食品加工機，以pulse運轉模式切碎。將切好的甘藍放入大碗。

2. 將小黃瓜放入食品加工機中，以pulse運轉模式切1-2次，大約3秒鐘。切碎後加入甘藍和青蔥中。

3. 將芹菜放入食品加工機，以pulse運轉模式切1-2次，直到大致切碎，加入碗中。

4. 將蕃茄放入食品加工機，以pulse運轉模式切1-2次，直到大致切碎，加入碗中。

5. 將所有沙拉配料與切碎的蘆筍、柳橙汁和其他自選材料放入食品加工機。以pulse運轉模式切1-2次，直到混合均勻。

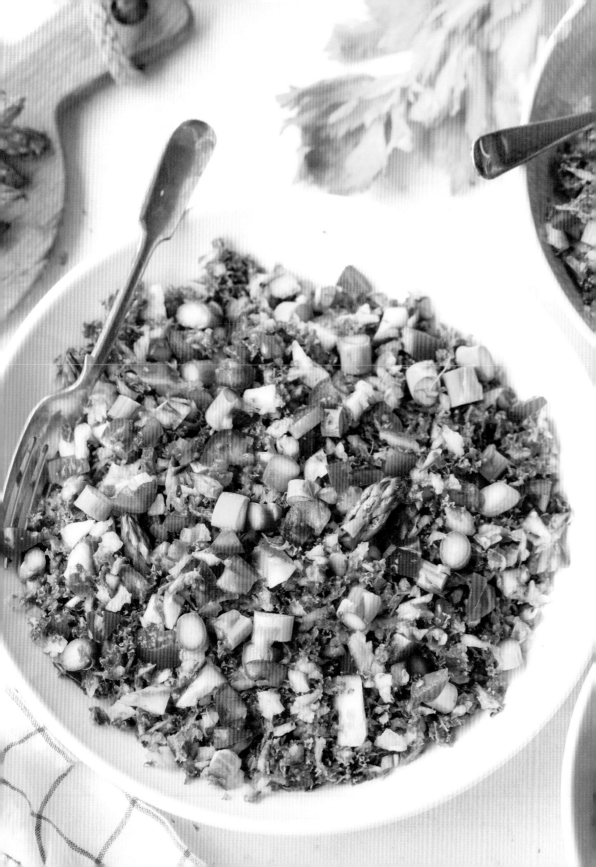

花椰菜配綠葉蔬菜總匯

【1-2 人份】

　　製作這份食譜只需要幾分鐘，而且簡單又方便。可單獨食用，或放入生菜葉內，像墨西哥塔餅。無論哪種方式，吃起來都很美味，而且營養豐富。你還可以選擇自己喜歡的食材和香料來搭配這份食譜。

花椰菜部分
1 顆中型花椰菜，分切花瓣

1 杯青蔥，切碎

1 杯蕃茄，切碎

¼ 杯新鮮香菜，切碎

¾ 杯蘆筍，切碎

½ 茶匙薑粉（自選）

2 茶匙乾羅勒（自選）

1 瓣大蒜，磨碎（自選）

½ 至 1 茶匙乾燥辣椒片（自選）

1 茶匙大西洋海菜薄片或依狀況調味（自選）

2 顆中型柳橙的果汁或 2 顆椰棗去籽

沙拉基底
8 杯自選的綠葉蔬菜（蘿蔓、奶油萵苣、菠菜和／或羊齒生菜）切碎

1 顆柳橙或 ½ 檸檬汁

1. 將花椰菜小花與椰棗（如果有）一起放入食品加工機中，攪拌至形成米粒狀後倒入大碗中。

2. 將切碎的洋蔥、蕃茄、香菜、蘆筍和（以下如果有）薑粉、乾羅勒、大蒜、辣椒片、海菜片和柳橙汁加入大碗，攪拌均勻。

3. 將綠葉蔬菜平鋪在碗中，淋上柳橙汁，最後放上花椰菜混合物即可食用。

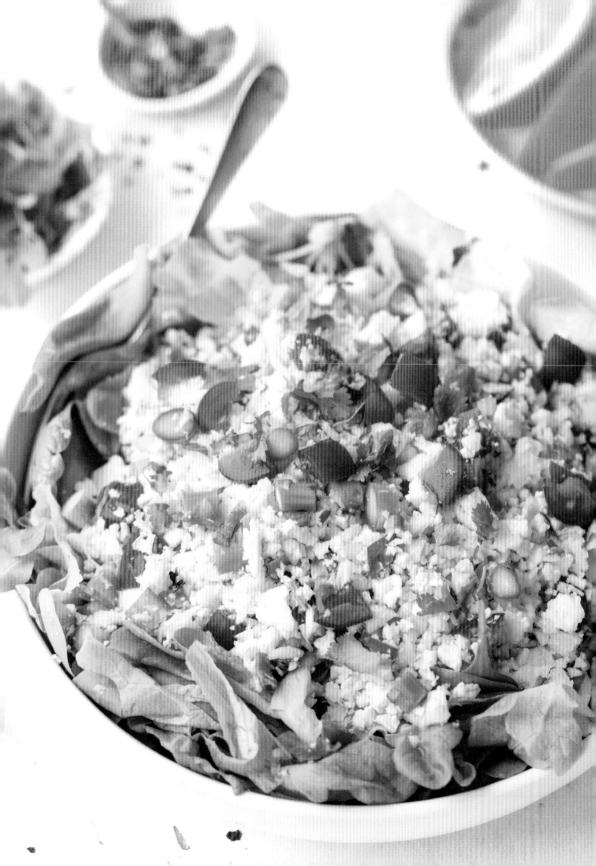

蕃茄、小黃瓜和香草沙拉

　　新鮮的香草和切成薄片的小黃瓜和蕃茄，讓這份簡單的食譜變得不簡單。無論你使用多彩的蕃茄還是紅色品種，你都能感受到這份色彩繽紛食譜的活力。雖然這份沙拉是進階排毒淨化的晚餐選項之一，但你或許會發現自己在結束排毒淨化過程後，每週仍然還是會準備這份沙拉。

4-5 顆中型蕃茄（任何顏色），切成薄片

1 條中型小黃瓜，切成薄片

½ 顆紅洋蔥，切成細絲

1 瓣大蒜，磨碎

1 杯蘆筍，切碎

1 杯新鮮羅勒，切碎

1 杯新鮮歐芹，切碎

1/2 杯新鮮蒔蘿，切碎

1 湯匙檸檬汁

3 湯匙柳橙汁

1 茶匙大西洋海菜片，依狀況調味（自選）

沙拉基底
6 杯綠葉蔬菜（如羅曼、奶油萵苣、菠菜和 / 或羊齒生菜）

2 湯匙新鮮柳橙或檸檬汁

1. 將蕃茄、小黃瓜、洋蔥、大蒜、蘆筍和香草放入中型碗，攪拌直到混合均勻。

2. 加入檸檬汁、柳橙汁和大西洋海菜，再次拌勻後靜置一旁。

3. 將自選的綠葉蔬菜放入一個大碗，然後淋上鮮榨柳橙汁或檸檬汁。

4. 最後將小黃瓜和蕃茄混合物放在綠葉蔬菜上即可食用，或者放入冰箱保存備用。

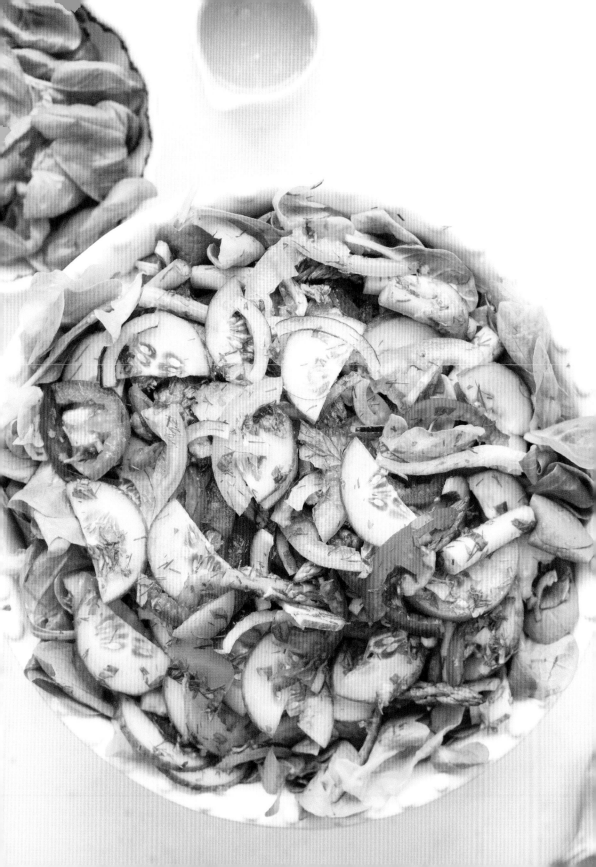

綠葉海苔卷

【1-2 人份】

　　這份綠葉海苔卷讓你在有趣和簡單之餘，也能攝取大量的綠色蔬菜，無須咀嚼大碗的沙拉。綠葉蔬菜是這份食譜的重點，因為在海苔卷加入其他材料雖然很有趣，但為了進階排毒的療效，在這份食譜強調綠葉蔬菜的分量更是重要。

4 片壽司海苔片

6 杯綠葉蔬菜（如羅曼、奶油萵苣、芝麻菜和菠菜等）

1 顆中型蕃茄，切成 10 公分長條

½ 條中型小黃瓜，切成 10 公分長條

8 根蘆筍（或 4 根大型蘆筍）底部稍微切除

2 根青蔥，切成 10 公分長條或 ¼ 顆甜洋蔥，切成細絲（自選）

¼ 杯豆芽

4 條大西洋海菜或 2-3 茶匙大西洋海菜碎片（自選）

¼ 杯新鮮柳橙或萊姆汁

1. 將海苔片有光澤的那一面朝下放在砧板上，將綠葉蔬菜、備好的蔬菜、豆芽和人西洋海菜（如果有）放在海苔片的一端。

2. 在海苔片的另一端刷上柳橙汁或檸檬汁，然後緊緊捲起後，對半切即可食用。

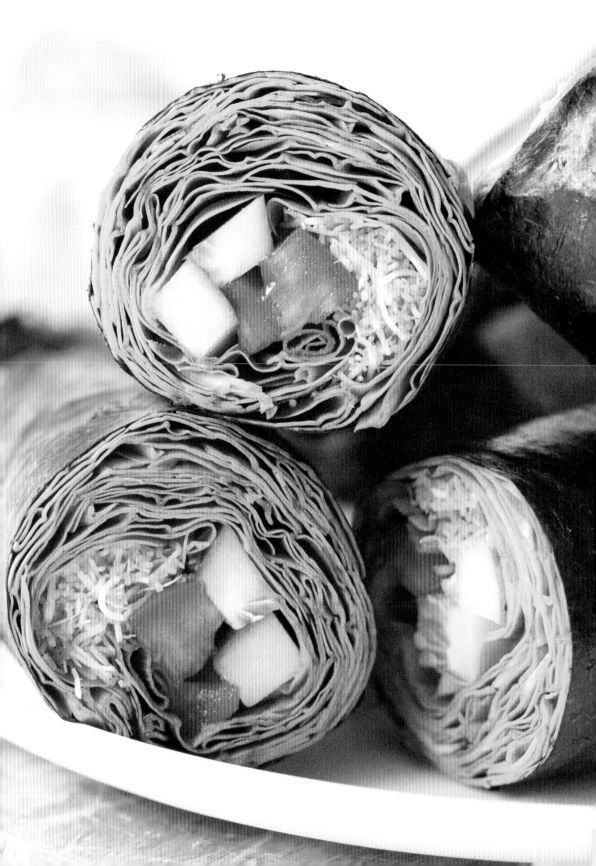

蔬菜總匯佐烤茄沾醬

　　這份奶油般、柔順的無脂沾醬是搭配蔬菜總匯的好搭擋。為自己準備一盤最喜歡的蔬菜,盡情享用吧!這份食譜也是社交聚會上為親朋好友準備的絕佳選擇。

2 條中型茄子

4 整顆大蒜

1 茶匙辣椒粉

½ 茶匙孜然粉

1½ 湯匙檸檬汁

½ 茶匙洋蔥粉

¼ 顆椰棗

¼ 杯新鮮歐芹或香菜

蔬菜總匯

2 根紅蘿蔔,切成長條

½ 條小黃瓜,切成楔子狀

3 根芹菜,切成長條

1 顆紅甜椒,切成楔子狀

1. 烤箱預熱至400°F/200°C。

2. 將茄子對切,用叉子刺穿,將它們和蒜瓣一起放在烤盤上,烘烤40-45分鐘,直到茄子變軟後,從烤箱中取出,靜置冷卻。

3. 一旦茄子和大蒜冷卻不燙手後,挖出茄子果肉放入食品加工機或攪拌機,並丟棄茄皮。將烤好的蒜瓣去皮,與辣椒粉、孜然粉、檸檬汁、洋蔥粉和椰棗放入攪拌機。啟動pulse運轉模式,將混合物攪拌幾次,直到呈光滑濃稠狀。

4. 將沾醬取出放入碗中,頂端以歐芹或香菜裝飾,搭配蔬菜總匯一起享用。

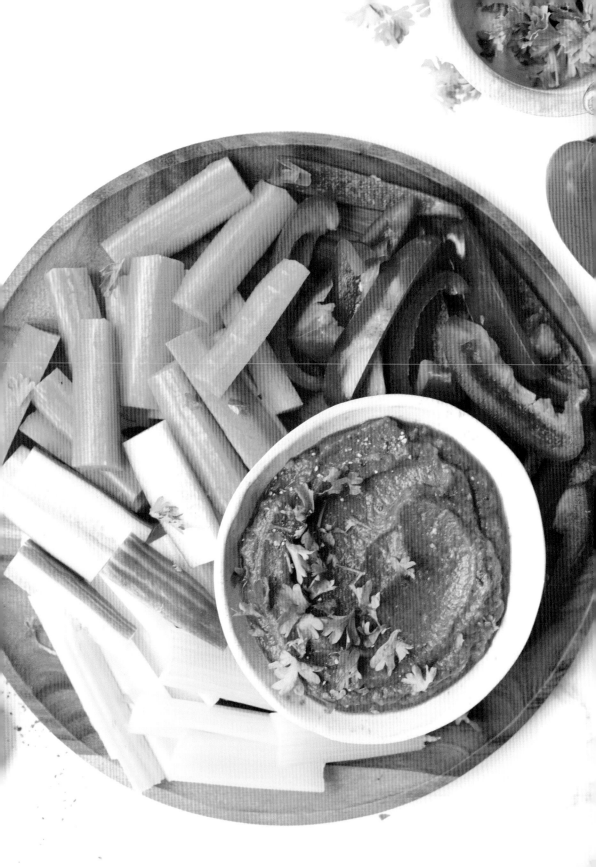

檸檬蘆筍配烤蕃茄和菠菜沙拉

這個食譜是一個很好的示範，如何利用簡單的食物組合做出既療癒又美味的佳餚。烤小蕃茄、香草羅勒、略帶泥土味的蘆筍和檸檬皮為這份簡單的餐點增添更多風味。

沙拉
3 杯小蕃茄
½ 茶匙乾百里香
4 杯菠菜
1 杯羅勒，粗切碎
1 湯匙新鮮檸檬汁

蘆筍
1 磅蘆筍，底部稍微切除
2 湯匙檸檬汁
½ 茶匙檸檬皮

1. 烤箱預熱至400°F/200°C。

2. 在烤盤上鋪一層烘焙紙。將小蕃茄放在烤盤上並撒上乾百里香。放入烤箱烘烤15-20分鐘，直到蕃茄爆開，取出靜置一旁。

3. 在烤蕃茄的同時，在中型鍋內加入大約8公分滿的水煮沸，放入蒸籃，隨後將蘆筍放入鍋內，蓋上蓋子，依蘆筍的粗細蒸6-9分鐘，直至變軟。

4. 將蒸好的蘆筍取出放入碗中。加入檸檬汁和檸檬皮攪拌，靜置一旁。

5. 準備沙拉，把菠菜和羅勒放在攪拌碗裡，加入檸檬汁攪拌均勻，將之放入碗內。

6. 上層放上烤蕃茄和蒸蘆筍，立即享用。

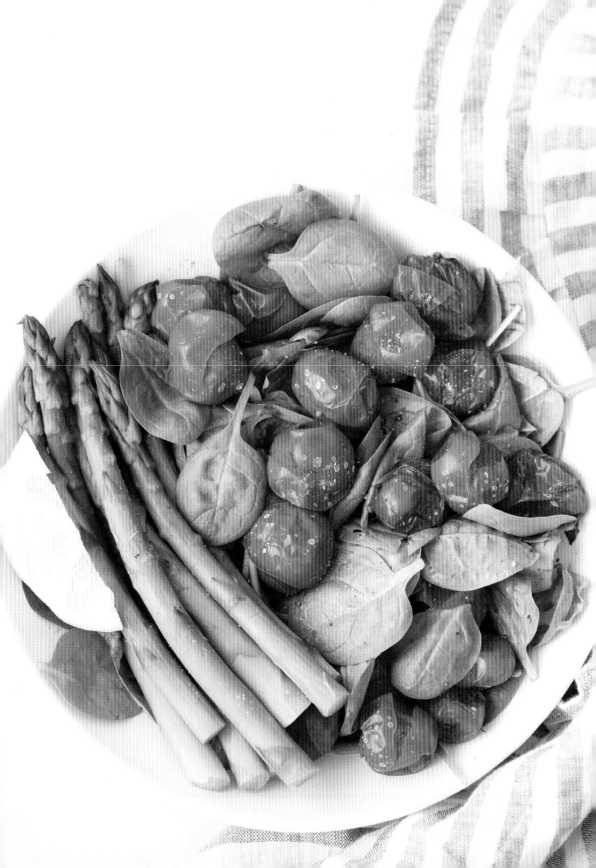

清蒸蘆筍

　　這份療癒食譜非常簡單，你可以經常使用。蒸（或生）蘆筍是一種強效的排毒食材。由於蘆筍有助於肝臟解毒和療癒，是原始版 369 排毒淨化的關鍵食材，可以調整功能失調的肝臟，立即增強肝臟的免疫系統，藉此保護身體其他的部位。

1 磅蘆筍，底部稍微切除	在中型鍋中加入大約8公分滿的水煮沸，放入蒸籃。將蘆筍放入蒸籃中，蓋上蓋子，根據蘆筍的粗細蒸6-9分鐘，直至變軟。 將蘆筍從鍋中取出，立即享用。

補充說明

- 如果沒有新鮮蘆筍，你可以在冷凍食品區購買冷凍蘆筍，隨時備用。如果你只能找到一般蘆筍也無須擔心；它對肝臟的效益，即使非有機也無可厚非。你可以在用餐前蒸好，也可以提前準備，享用冷的或重新加熱的蘆筍（不加奶油或油脂）。

- 如果你喜歡，蘆筍也可以生吃，只需清洗、修剪和充分咀嚼即可。你可能會發現，在 369 排毒淨化結束後，你會比以往更喜歡這種讓人恢復活力永保青春的蔬菜！

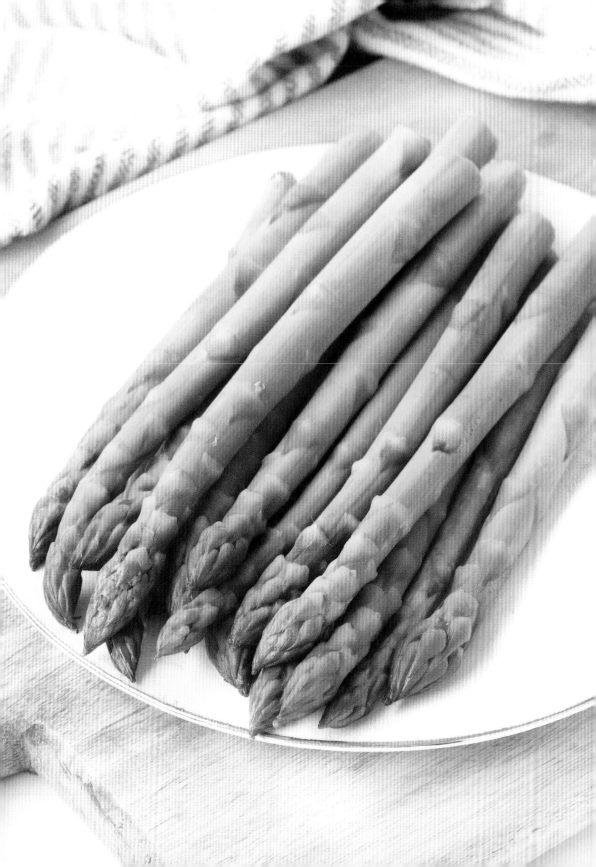

清蒸孢子甘藍

【1-2 人份】

　　像蘆筍一樣，孢子甘藍是原始版 369 排毒淨化的關鍵，內含獨特的硫，可以軟化肝臟內遺傳性難纏的毒素細胞，它能附著在毒素上，將它們排除體外，藉此緩解你的不適和症狀。不管簡單的清蒸孢子甘藍是否已經是最受歡迎的食物，隨著時間的推移，你可能會開發更多的口味，並且開始研究它們令人難以置信的療效和飽足感等特性。

1 磅孢子甘藍，根部稍微切除

1. 用冷水將孢子甘藍洗淨，去除所有棕色葉子，用鋒利的刀子將每顆孢子甘藍的末端（僅尖端）切除並丟棄，之後再切成兩半。

2. 在中型鍋中加入大約8公分滿的水煮沸，放入蒸籃。將孢子甘藍放入蒸籃內，蓋上蓋子，根據大小蒸6-8分鐘或更長的時間，直至變軟。

3. 取出孢子甘藍，立即食用。

補充說明

- 和蘆筍一樣，如果沒有新鮮的孢子甘藍，你可以在冷凍食品區購買冷凍孢子甘藍，隨時備用。如果你只能找到一般的孢子甘藍也無須擔心；它對肝臟的效益，即使非有機也無可厚非。你可以在用餐前蒸好，也可以提前準備，享用冷的或重新加熱的孢子甘藍（不加奶油或油脂）。

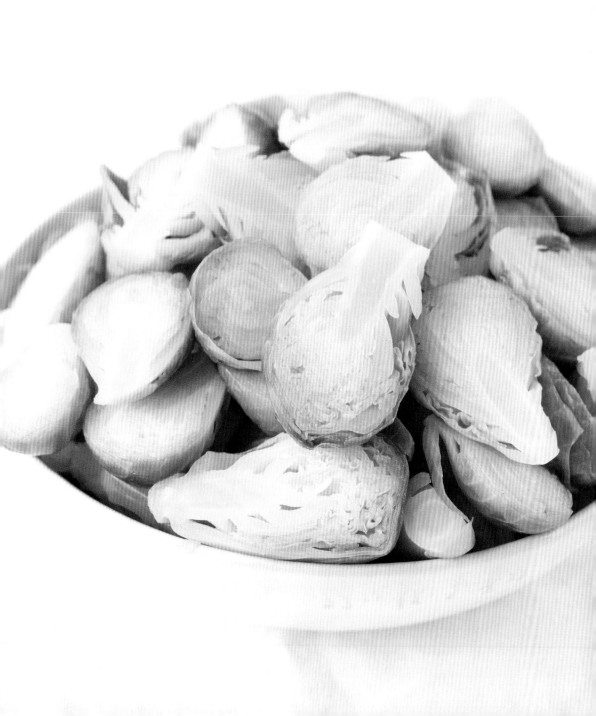

清蒸櫛瓜／夏南瓜

【1-2 人份】

　　簡單的清蒸櫛瓜或夏南瓜是原始版 369 排毒淨化最初三天很重要的部分。另外，在排毒淨化過程中，如果在必要時買不到蘆筍或抱子甘藍，這道清蒸櫛瓜和夏南瓜是很好的替代品。它們不但可以溫和為肝臟解毒，同時還可以將病原體從腸壁中排出。

1 條中型櫛瓜，切片
1 條中型夏南瓜，切片

在中型鍋內加入大約8公分滿的水煮沸，然後放入蒸鍋。將切好的櫛瓜和夏南瓜放入蒸鍋，蓋上蓋子，根據大小蒸6-8分鐘，直至變軟。取出即可享用。

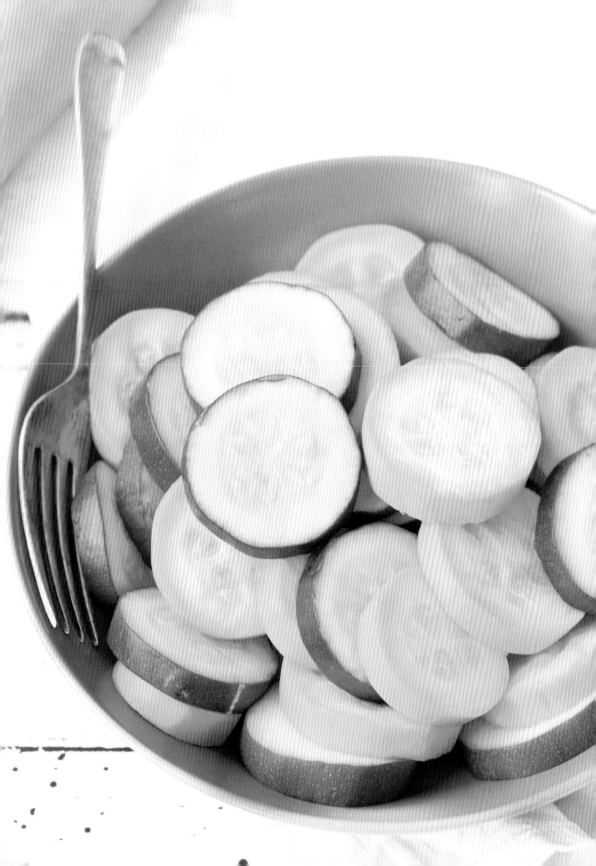

烤紅椒蕃茄醬湯

　　這份活力滿滿的濃湯其風味正如其色彩一般濃郁，但作法非常簡單。把所有材料放入烤箱烘烤，然後用食品加工器攪拌即可製成誘人的湯品。這份食譜很適合現做現吃，或提前做好備用，無論哪一種方式都很美味。

1 磅紅椒，粗切

1 磅小蕃茄

1 杯洋蔥，切碎

3 顆大蒜，粗切

½ 杯芹菜，粗切

1 茶匙乾百里香

½ 茶匙紅辣椒碎片（自選）

1½ 杯水或保肝養生湯（食譜 140 頁）

新鮮羅勒，裝飾用

1. 烤箱預熱至400°F/200°C，在烤盤上鋪一張烘焙紙。

2. 將切碎的紅椒、蕃茄、洋蔥丁、大蒜、芹菜、百里香和紅辣椒片（如果有）混合均勻，放在烤盤上。之後放入烤箱烘烤20-25分鐘，直到變微棕色和變軟。

3. 從烤箱中取出，連同水或保肝養生湯一起放入攪拌機攪拌，直至呈光滑狀。然後倒入鍋中加熱至沸騰。煮好後，倒入湯碗中，用新鮮羅勒裝飾，即可享用。

補充說明

- 當你在水和保肝養生湯之間做選擇時，請記住，濃湯會使味道更香醇。不要使用商店購買的現成蔬菜高湯，因為市面上很難找到不含油、鹽、天然香料和／或其他添加劑的種類。為了方便起見，你可以事先做好一些保肝養生湯冷凍起來，（可以使用製冰盒，以利解凍），這樣就能隨時準備這類的食譜。

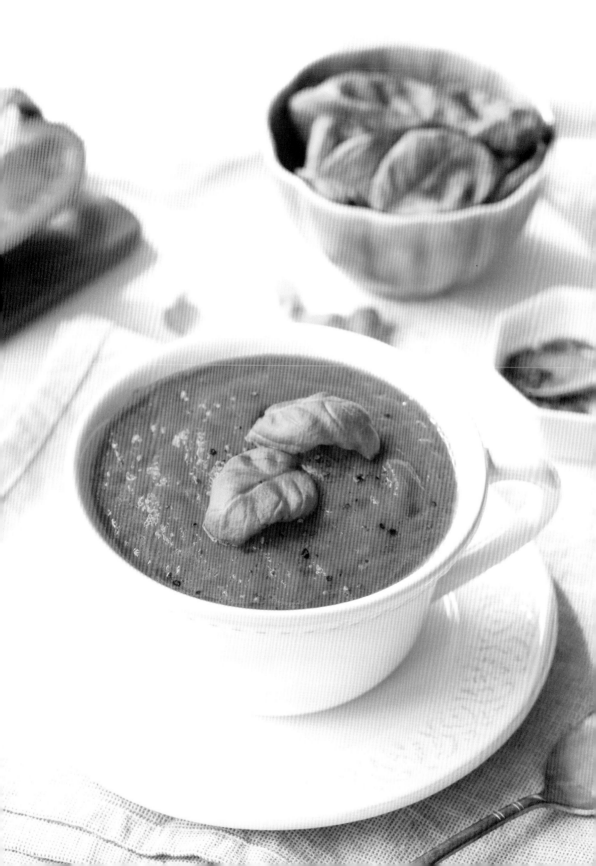

清蒸孢子甘藍和蘆筍佐楓糖野宴辣醬

【1-2 人份】

　　孢子甘藍和蘆筍的烹調方式多到數不完，因此在 369 排毒淨化的過程中，你仍然可以享受多樣化的美食，同時獲得其中不可思議的療效。只要在這些食材上添加美味的醬汁，就能燃起我們對這些蔬菜的熱愛。這份簡單的楓糖卡宴辣醬就是一個很好的例子，讓一份普通的清蒸蔬菜變身成為風味獨特的美食。

1 磅孢子甘藍，根部稍微切除，對半切

1 磅蘆筍，根部稍微切除，切成 5 公分段狀

醬汁
1 湯匙純楓糖漿
½-1 茶匙卡宴辣椒粉
1 顆大蒜，磨碎
1 湯匙新鮮檸檬汁（自選）

1. 在中型鍋加入大約8公分滿的水煮沸，放入蒸鍋。

2. 將孢子甘藍和蘆筍放入蒸鍋內，蓋上鍋蓋蒸5-10分鐘，直至變軟。蒸好後取出，放入碗中備用。

3. 製作醬汁，將楓糖漿、辣椒、大蒜末和檸檬汁（如果有）攪拌均勻。淋在蒸好的蘆筍和孢子甘藍上，將所有食材混合均勻，裝入碗內即可享用。

補充說明

- 如果一時手邊沒有新鮮的孢子甘藍或蘆筍，你也可以用冷凍孢子甘藍和蘆筍來取代。

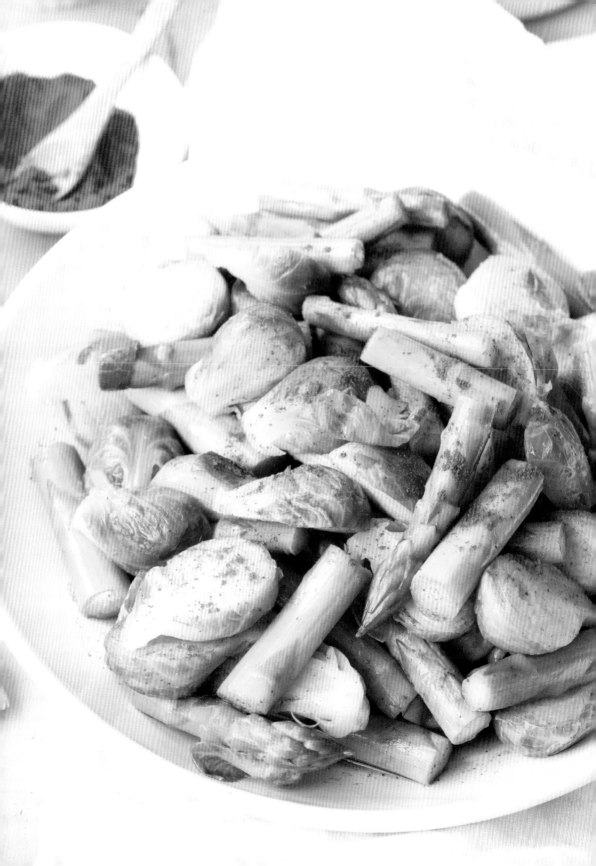

清蒸胡桃南瓜麵

【1-2 人份】

　　這份簡單容易製作的胡桃南瓜食譜，讓你不僅可以享受其中的療效，同時也為你帶來新鮮「吃麵」的樂趣！無論是搭配簡單的香料，享受它們的原味，或者在麵條上添加新鮮的蕃茄莎莎，這兩者都很美味。

1 條大型胡桃南瓜
（大約 4½ 磅），可
做成 6 杯麵條
2 湯匙歐芹，切碎
1½ 顆大蒜，細磨
2 茶匙新鮮檸檬汁

1. 準備麵條，切掉南瓜的頭、尾，只留下中段部分，中段通常沒有種籽。用蔬菜削皮器去皮，將南瓜切成1/4方便處理，之後用螺旋器將南瓜刨成粗麵條。

2. 在中型鍋加入8公分滿的水煮沸，放入蒸鍋。將南瓜麵條放入蒸鍋內，蓋上鍋蓋蒸3-5分鐘，直至變軟。由於南瓜很快就會變軟，千萬不要煮太久。

3. 煮好後取出，放入碗中，加入歐芹、蒜末和檸檬汁，攪拌均勻即可享用。

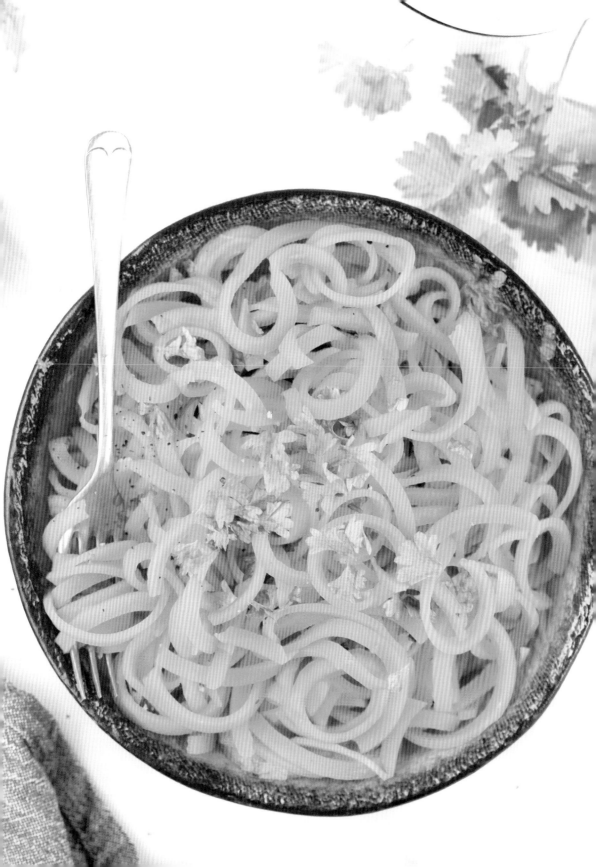

蒜味孢子甘藍和蘆筍

如果你是大蒜、洋蔥和辣椒的愛好者，這可能是你最喜歡的方式，享受孢子甘藍和蘆筍的美味。只需要幾分鐘，這份醬汁就能為清蒸蔬菜帶來驚人的風味，同時還能獲得生大蒜、辣椒、萊姆汁和蜂蜜多種的療效。

1 磅孢子甘藍，根部稍微切除，對半切

1 磅蘆筍，根部稍微切除，切小段

1 湯匙新鮮紅辣椒，切碎

1 湯匙大蒜末

2 湯匙青蔥，切碎

3 湯匙萊姆汁

1½ 茶匙生蜂蜜

1. 在中型鍋加入大約8公分滿的水煮沸，放入蒸鍋。

2. 將孢子甘藍和蘆筍放入蒸鍋內，蓋上鍋蓋蒸5-10分鐘，直至變軟。蒸好後取出，放入碗中備用。

3. 加入切碎辣椒、大蒜、青蔥、萊姆汁和生蜂蜜混合均勻。裝入碗內即可享用。

補充說明

- 如果一時手邊沒有新鮮的孢子甘藍或蘆筍，你也可以用冷凍孢子甘藍和蘆筍來取代。

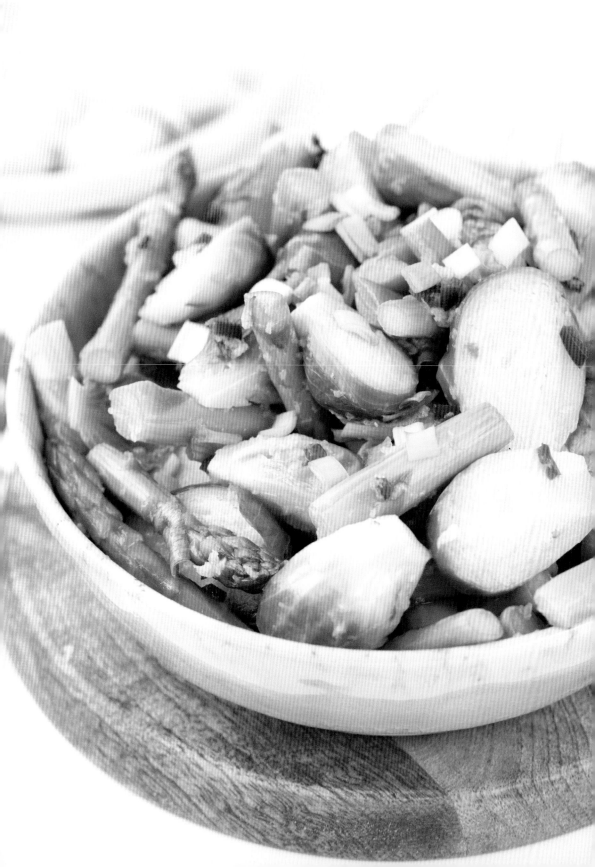

櫛瓜羅勒濃湯

這份美味的濃湯肯定會讓你一口接一口。櫛瓜具有香濃的特性，羅勒則是帶來清爽的口感，兩者結合使這份濃湯別具風味。

1 杯洋蔥絲

3 顆大蒜，切碎

3 根中型櫛瓜，切碎（大約 2 磅）

2½ 杯水或保肝養生湯（食譜參考 140 頁）

1 茶匙乾百里香

1 湯匙檸檬汁

1½ 杯新鮮羅勒，可預留一些裝飾用

1. 用一個大型陶瓷不粘鍋，以中火加熱，加入洋蔥和大蒜，煮3-5分鐘，直到洋蔥呈半透明狀，如果需要，可加入一湯匙水。

2. 加入切碎的櫛瓜，再煮5分鐘，直到櫛瓜開始軟化。

3. 加入水或保肝養生湯、乾百里香和檸檬汁，煮沸後，再以小火煮15分鐘，將櫛瓜煮至軟爛。

4. 將煮好的湯放入攪拌機中，加入羅勒，攪拌混合至呈光滑狀（可能需要分幾次進行）或者使用手持式攪拌器。

5. 將攪拌好的湯倒回鍋裡再煮沸，然後視情況調味。煮好後裝入碗內即可享用。

補充說明

- 當你在水和保肝養生湯之間做選擇時，請記住，濃湯會使味道更香醇。不要使用商店購買的現成蔬菜高湯，因為市面上很難找到不含油、鹽、天然香料和／或其他添加劑的種類。為了方便起見，你可以事先做好一些保肝養生湯冷凍起來，（可以使用製冰盒，以利解凍），這樣就能隨時準備這類的食譜。

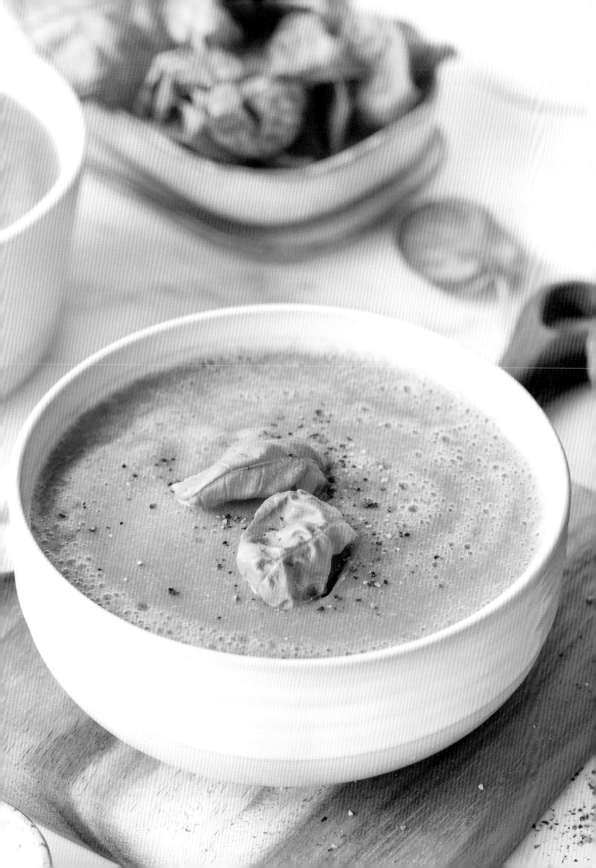

檸檬蒜味孢子甘藍

【1-2 人份】

　　新鮮大蒜和檸檬讓這份簡單的清蒸孢子甘藍變得不簡單。在369排毒淨化過程中，這份美味的佳餚很適合搭配沙拉或其他蔬菜一起食用。

1 磅孢子甘藍，底部
稍微切除，對半切

2 顆大蒜，磨碎

1 茶匙檸檬皮

2 湯匙檸檬汁

1. 在中型鍋加入大約8公分滿的水煮沸，放入蒸鍋。

2. 將孢子甘藍放入蒸鍋內，蓋上鍋蓋蒸6-8分鐘或更久，試大小而定，直至變軟。蒸好後取出，放入碗中備用。

3. 將磨碎的大蒜、檸檬皮和檸檬汁加入蒸好的孢子甘藍中混合均勻。分裝至碗內即可食用。

補充說明

- 如果一時手邊沒有新鮮的孢子甘藍或沒有時間準備，你也可以用冷凍孢子甘藍來取代。

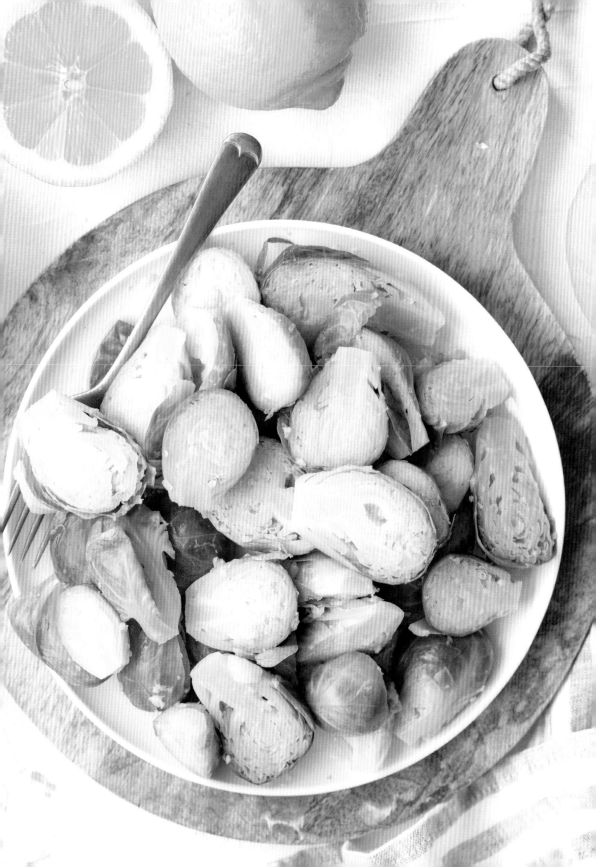

咖哩花椰菜豌豆

【1-2 人份】

　　咖哩鮮豔的顏色、風味和香味使這道菜脫穎而出。最棒的是，這道菜作法簡單又快速，很快你就能坐下來享用一頓色香味俱全的美食！你可以單吃這道美味的咖哩花椰菜豌豆，或搭配綠葉等沙拉。

1 顆中型花椰菜，將花朵部分切成小花

¾ 杯豌豆，新鮮或冷凍

½ 杯青蔥，切碎

2 顆大蒜，切碎

1 茶匙新鮮薑末

3 茶匙咖哩粉

½ 茶匙薑黃粉

½ 茶匙孜然粉

½ 茶匙香菜粉

¼ 茶匙辣椒粉（自選）

¼ 新鮮香菜，粗切裝飾用

1. 在中型鍋加入大約8公分滿的水煮沸，放入蒸鍋。

2. 將花椰菜和豌豆放入蒸鍋內，蓋上鍋蓋蒸3-4分鐘或更久，直至變軟。蒸好後取出備用。

3. 用一個大型不沾鍋，以中火加熱，加入青蔥、大蒜和薑末，煮2-3分鐘，如果需要可加入一湯匙水，直到青蔥變軟。

4. 轉為小火，加入咖哩粉、薑黃、孜然粉、香菜粉和辣椒粉（如果有）。煮2-3分鐘。如果混合物開始粘在平底鍋上或有點燒焦，可加入一點水。

5. 加入蒸好的花椰菜、豌豆和½杯水，攪拌至完全混合均勻。當所有水分蒸發和豌豆變軟，即可關火裝盤，搭配新鮮香菜裝飾即可食用。

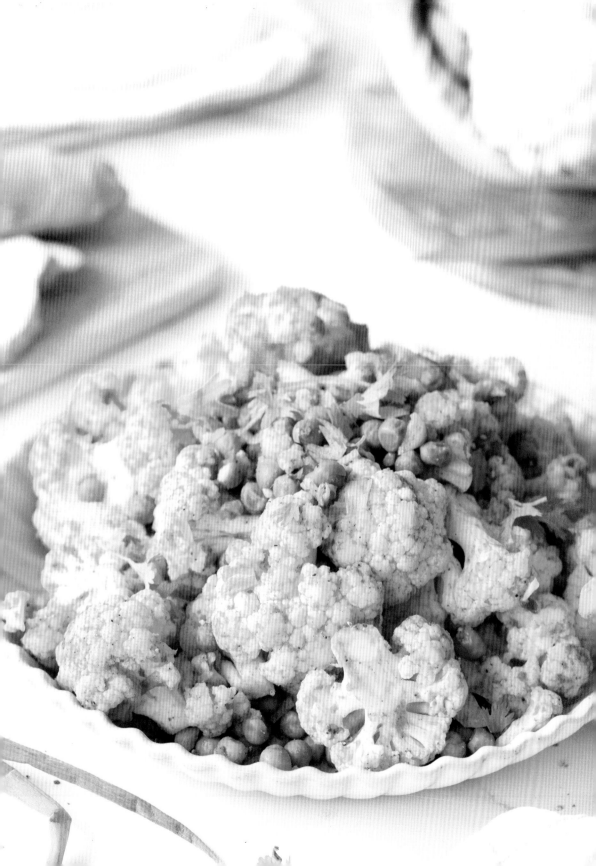

「切達」花椰菜湯

　　這份濃湯即濃稠又好喝，在不使用鮮奶油、奶油或牛奶的情況下，馬鈴薯為這份濃湯增添天然的奶油風味，花椰菜則讓湯的口感更好。當你想吃一頓樸實滋養人心的美食，這時就要給自己來一大碗花椰菜濃湯。如果你願意，你還可以搭配綠葉蔬菜沙拉或保肝沙拉。

3 杯馬鈴薯，切丁

1 胡蘿蔔，切丁

¾ 茶匙薑黃

2 茶匙大蒜粉

1 湯匙洋蔥粉

1 茶匙辣椒粉

2½ 湯匙新鮮檸檬汁

1 杯水或保肝養生湯
（參考食譜 140 頁）

1 顆中型花椰菜，將
花朵部分切成小花
（大約 4 杯）

1. 在中型鍋加入大約8公分滿的水煮沸，放入蒸鍋。將馬鈴薯和胡蘿蔔放入蒸鍋內，蓋上鍋蓋蒸8-12分鐘，直至變軟。

2. 蒸好後，取出馬鈴薯和胡蘿蔔，與薑黃、大蒜粉、洋蔥粉、辣椒粉、檸檬汁、水或保肝養生湯放入攪拌機攪拌，直至呈光滑狀，之後倒入鍋中煮沸。

3. 製作花椰菜，將花椰菜蒸5-10分鐘，直到變軟，在湯中可以看到完整的花椰菜。將花椰菜拌入濃湯中，分裝入碗即可食用。

補充說明

- 如果你不喜歡綠花椰菜，你可以使用白花椰菜或蘆筍代替。

- 當你在水和保肝養生湯之間做選擇時，請記住，濃湯會使味道更香醇。不要使用商店購買的現成蔬菜高湯，因為市面上很難找到不含油、鹽、天然香料和／或其他添加劑的種類。為了方便起見，你可以事先做好一些保肝養生湯冷凍起來，（可以使用製冰盒，以利解凍），這樣你就能隨時準備這類的食譜。

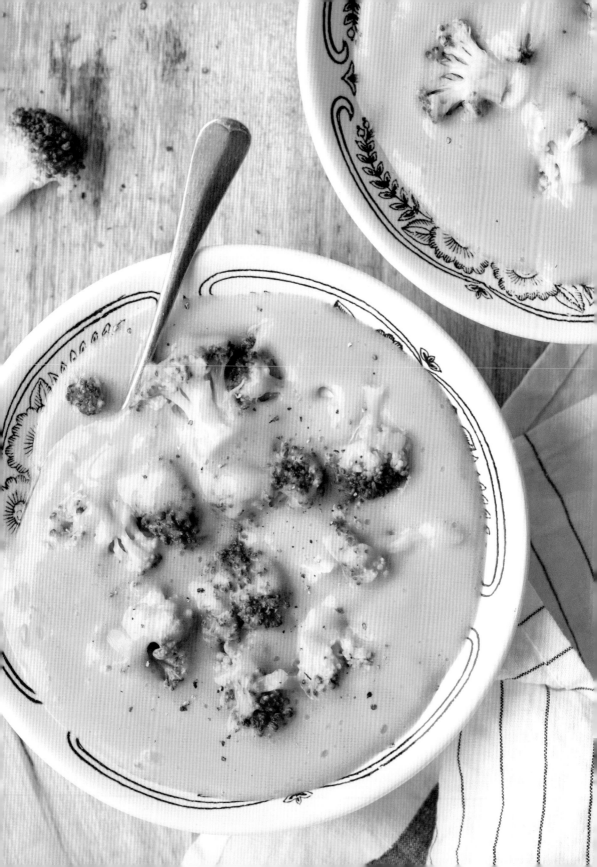

孢子甘藍蔬菜湯

【2-3 人份】

　　如果你喜歡料多實在的蔬菜湯，那麼這就是你的最佳選擇。這道湯不僅清淡可口且營養豐富，你可以盡情享用，吃不完還可以冷藏或冷凍隔日再吃。

1 杯洋蔥，切碎

2 根芹菜，切芹菜莖，切片

½ 杯胡蘿蔔，切碎

4 顆大蒜，磨成泥

1 茶匙薑粉或薑末

1 杯蕃茄，切碎

1 茶匙乾百里香

1 茶匙乾奧勒岡葉

1 茶匙檸檬汁；預留更多調味

6 杯水或保肝養生湯（參考食譜 140 頁）

1 杯白花椰菜，切碎

3 杯孢子甘藍，切片

1 湯匙新切歐芹，切碎

1. 用一個大型不沾鍋，以中火加熱，加入洋蔥煮3-5分鐘，直到變軟，如果需要可加入一湯匙水。

2. 隨後加入芹菜、胡蘿蔔、大蒜和薑，再煮2-3分鐘。

3. 加入蕃茄、百里香、奧勒岡、檸檬汁和水或保肝養生湯，攪拌均勻，煮沸後轉小火，燉煮15分鐘，直到胡蘿蔔和芹菜變軟。

4. 加入花椰菜和孢子甘藍。再煮3-5分鐘，直到變軟，如果需要可加入一湯匙水。煮好後分裝入碗中，淋上新鮮歐芹，即可食用。

補充說明

- 你也可以應用下一份食譜〈蘆筍湯〉的最後幾道手續，用攪拌機攪拌，製成孢子甘藍蔬菜濃湯。

- 當你在水和保肝養生湯之間做選擇時，請記住，濃湯會使味道更香醇。不要使用商店購買的現成蔬菜高湯，因為市面上很難找到不含油、鹽、天然香料和／或其他添加劑的種類。為了方便起見，你可以事先做好一些保肝養生湯冷凍起來，（可以使用製冰盒，以利解凍），這樣就能隨時準備這類的食譜。

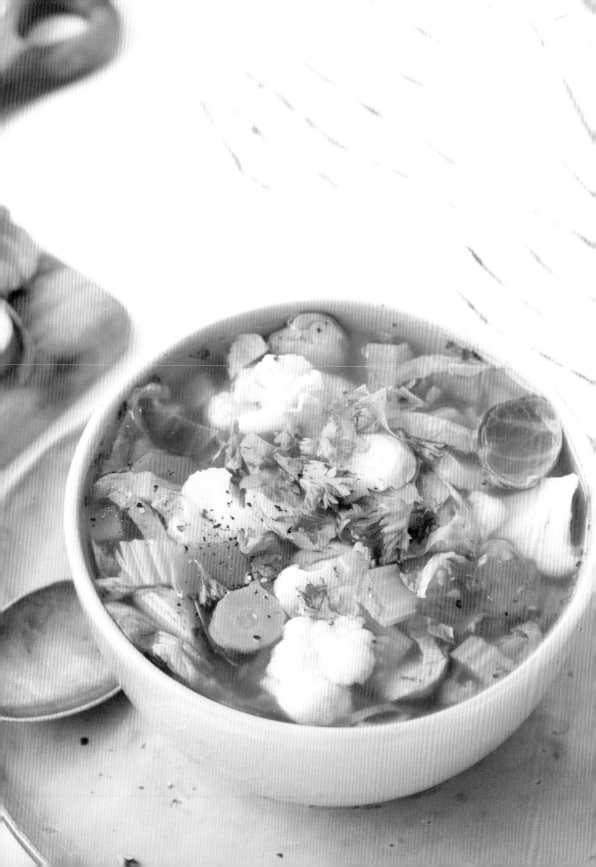

蘆筍湯

　　如果你在找更多享用蘆筍的方法，不妨嘗試這款滋補的蘆筍湯。這道食譜蘆筍是主角，而其中的檸檬和香草，更是增添蘆筍的風味。這是一道好喝又清淡的湯品，可以搭配美味的沙拉，或者在 369 排毒淨化過程後與其他佳餚一起食用。

1 杯洋蔥或韭菜

3 顆大蒜，切碎

2 磅蘆筍，根部稍微切除，切碎

3 杯水或保肝養生湯（參考食譜 140 頁）

1 茶匙乾百里香或羅勒

1 茶匙檸檬汁

½ 茶匙檸檬皮

蘆筍刨成絲帶狀，裝飾用（自選）

1. 用一個大型不沾鍋，以中火加熱，加入洋蔥和大蒜煮3-5分鐘，直到洋蔥呈半透明狀，如果需要可加入一湯匙水。隨後加入蘆筍煮3分鐘，直到蘆筍開始變軟。

2. 加入水或保肝養生湯、乾百里香、檸檬汁和檸檬皮，煮沸後，再以小火煮10-15分鐘，直到蘆筍變軟。

3. 將湯倒入攪拌機攪拌，直至呈光滑狀，根據需要讓蒸汽溢出（你可能需要分批進行）。或者，你可以使用手持式攪拌機。

4. 把湯倒回鍋裡再煮一下，並根據個人喜好調味。煮好後，分別裝入碗內即可享用。如果需要，可以使用蔬菜削皮器製作蘆筍絲帶作為裝飾。

補充說明

- 如果你在 369 排毒淨化的第 9 天製作這道濃湯，你要跳過蘆筍絲帶的裝飾，只要喝湯就好。

- 當你在水和保肝養生湯之間做選擇時，請記住，濃湯會使味道更香醇。不要使用商店購買的現成蔬菜高湯，因為市面上很難找到不含油、鹽、天然香料和 / 或其他添加劑的種類。為了方便起見，你可以事先做好一些保肝養生湯冷凍起來，（可以使用製冰盒，以利解凍），這樣就能隨時準備這類的食譜。

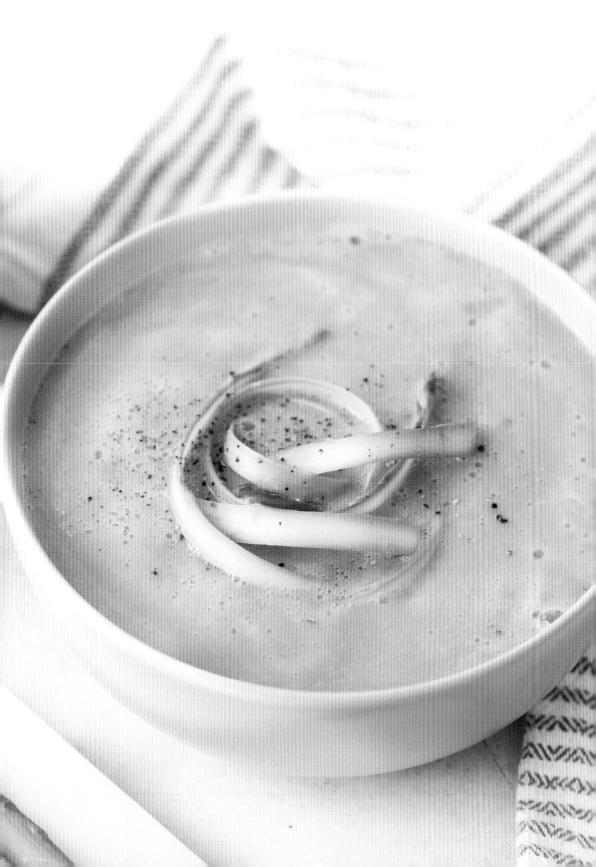

保肝養生湯

　　這份湯是溫熱的液態黃金，可以事先做好冷凍（裝入製冰盒），這樣就能隨時運用這款湯頭變化各種不同的美食。

1 把芹菜，切丁

6 根胡蘿蔔，切丁

1 顆冬南瓜（例如奶油南瓜），切塊

2 顆棕色洋蔥，切丁

2.5 公分生薑，去皮切碎

2.5 公分薑黃根，去皮切碎

1 條牛蒡，去皮切丁

1 杯香菜

6 瓣大蒜，剝除外皮

12 杯水

1. 將所有材料放入大型湯鍋。

2. 蓋上鍋蓋，開大火煮沸後，轉為小火，燜煮至少1小時，最多4小時。

3. 煮好後，過濾菜渣即可享用。

補充說明

* 你可以用食品加工器將蔬菜和湯攪拌成蔬菜濃湯。

* 你也可以將菜保留在湯中，享受料多實在的蔬菜口感。

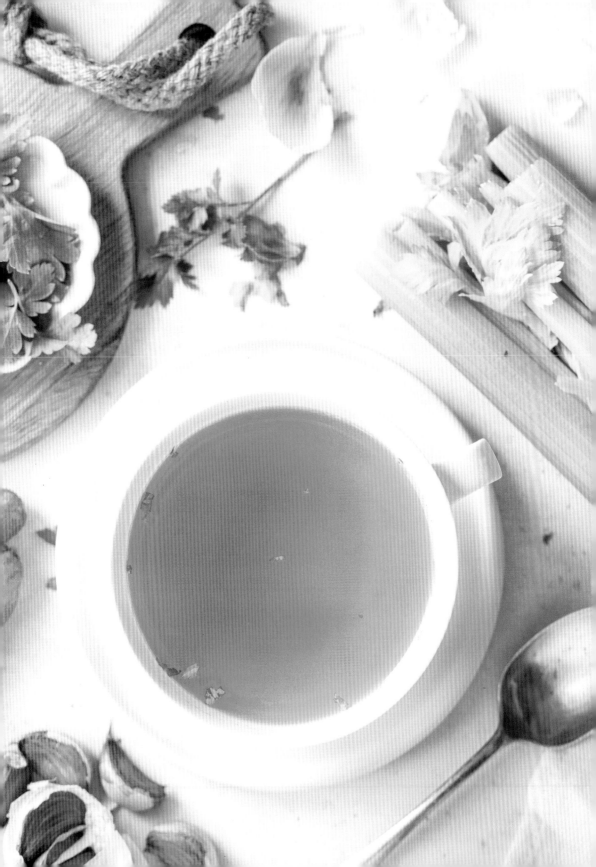

地瓜麵佐大蒜、紅椒和蘆筍

　　你或許聽過或吃過櫛瓜麵，甚至是胡桃南瓜麵，但你吃過地瓜麵嗎？它們既美味又有趣！在這份食譜中，地瓜與蘆筍、大蒜和紅辣椒結合，做成一頓美味的佳餚，讓你從眼睛到身體都感到欣喜不已。

1½ 磅地瓜（大約 4 杯麵）

½ 磅蘆筍，根部稍微切除，切成小段

2 瓣大蒜，磨碎

½ 茶匙辣椒片（自選）

1 中型紅甜椒，去籽切成絲

1 湯匙檸檬汁

1. 將地瓜去皮，切成兩半，用螺旋刨刀刨成粗麵條備用。

2. 用一個中型鍋，以中火加熱，加入麵條、蘆筍、大蒜和辣椒片，拌炒3-5分鐘，視情況加一點水，並根據需要將食材刮到鍋中拌炒。

3. 加入紅甜椒和2-3湯匙水，蓋上鍋蓋煮3-5分鐘，直到麵條變嫩。小心不要煮太熟，以免麵條糊掉。

4. 以檸檬汁調味，立即享用。

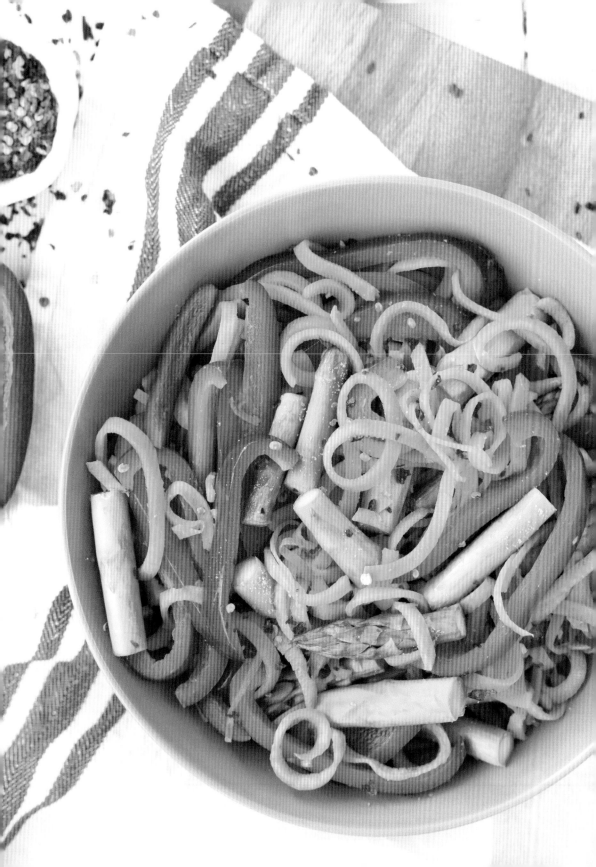

花椰菜米配清炒櫛瓜和夏南瓜

【2 人份】

　　這份新鮮清淡，讓人心滿意足的炒菜，讓櫛瓜和夏南瓜脫穎而出。如果你願意，你可以搭配煮熟或生的花椰菜米，無論你選擇哪一種，肯定都很美味。

花椰菜米
1 磅白花椰菜，取花朵部分
¼ 杯水

炒青菜
1 條中型櫛瓜
1 條中型夏南瓜
2 瓣大蒜，磨碎
¼ 杯青蔥，切碎
1 茶匙辣椒片
1 茶匙楓糖漿或生蜂蜜
1 湯匙檸檬或萊姆汁

1. 製作花椰菜米，將花椰菜小花放入食品加工器中，攪拌成顆粒米狀的質感。
2. 將平底鍋以中火預熱，等鍋子變熱後加水，放入花椰菜米，蓋上鍋蓋煮至變軟，大約2-3分鐘，煮熟後取出，靜置一旁。
3. 製作炒菜，將櫛瓜、夏南瓜、大蒜、青蔥和紅辣椒片放入大型不沾鍋，以中火拌炒5-6分鐘，直到櫛瓜和南瓜開始變軟。
4. 加入楓糖漿或生蜂蜜和檸檬汁，拌炒至櫛瓜和夏南瓜變軟。
5. 搭配花椰菜米即可食用。

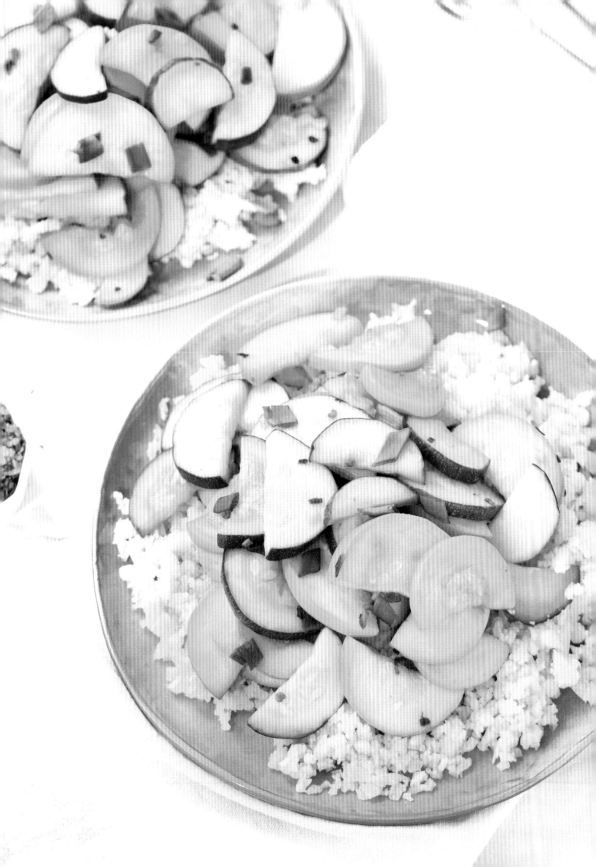

馬鈴薯沙拉

　　好吃的馬鈴薯沙拉總是令人難以抗拒。無論你是在369排毒淨化期間享受它，還是之後作為主食，這道餐點總是讓人心滿意足。馬鈴薯沙拉配上新鮮的香草，再加上小黃瓜和蘿蔔，更是增添它的風味和清脆的口感，同時讓馬鈴薯更容易消化，這就是雙贏。

2 磅馬鈴薯，去皮切丁
1 瓣大蒜，磨碎
¼ 杯新鮮歐芹，粗切
2 湯匙青蔥，切碎
½ 茶匙芥末粉
2 茶匙新鮮檸檬汁

其他自選蔬菜
½ 杯小蘿蔔，切丁
½ 杯小黃瓜，切丁
½ 杯清蒸或生蘆筍，
切丁

1. 在中型鍋加入大約8公分滿的水煮沸，放入蒸鍋。將馬鈴薯放入蒸鍋內，蓋上鍋蓋蒸5-10分鐘，直至變軟。

2. 將煮好的馬鈴薯取出，放入大蒜、歐芹、青蔥、芥末粉和檸檬汁，攪拌均勻。如果你喜歡，可以加入任何的其他自選蔬菜。

3. 完成後分裝入碗即可食用。

補充說明

* 如果你不喜歡歐芹，你可以選擇其他香草代替，如羅勒、蒔蘿或香菜。

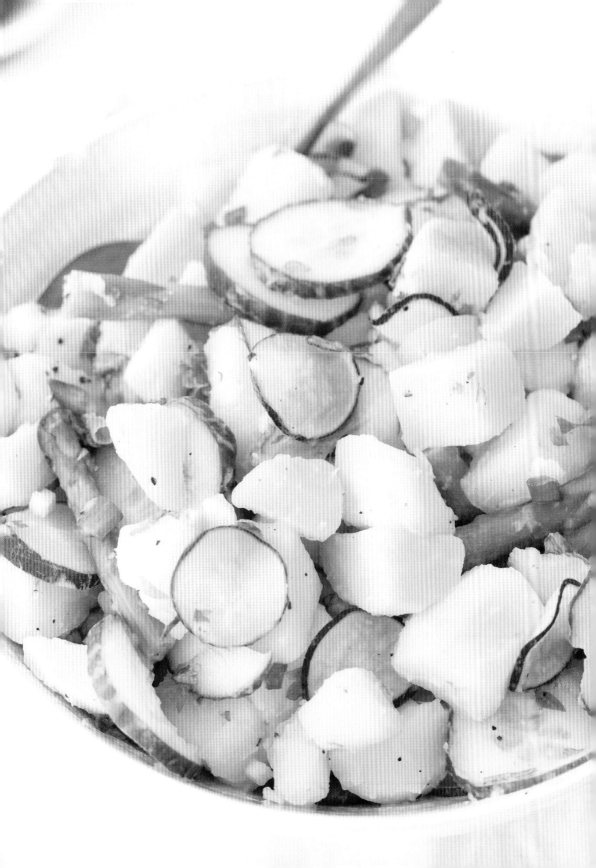

甜椒鑲馬鈴薯香草

這些鑲甜椒看起來美味又可口，味道更是一絕。如果你是馬鈴薯泥的粉絲，你可能會喜歡為全家做這道有趣的美食，再搭配新鮮的綠葉蔬菜沙拉就是完美的一餐了。

2 磅馬鈴薯，去皮切丁

1½ 茶匙洋蔥粉

1 茶匙大蒜粉

½ 茶匙辣椒粉

2 湯匙歐芹；預留一些裝飾用

2 湯匙韭菜，切碎，預留一些裝飾用

1 湯匙檸檬汁

3 顆黃、紅或橘色甜椒

1. 烤箱預熱至400°F/200°C。

2. 在中型鍋加入大約8公分滿的水煮沸，放入蒸鍋。將馬鈴薯放入蒸鍋內，蓋上鍋蓋蒸5-10分鐘，直至變軟。煮熟後取出，靜置一旁冷卻。

3. 把馬鈴薯放入大碗或鍋裡。加入洋蔥粉、大蒜粉、辣椒粉、歐芹碎片、青蔥碎片和檸檬汁。用搗碎器將馬鈴薯搗碎成泥，如果馬鈴薯很乾，可能需要加幾湯匙水。

4. 將甜椒切成兩半，取出種籽和核心，把它們放在烤盤上，將馬鈴薯泥平均分配，塞入甜椒內。

5. 放入烤箱中烘烤20-25分鐘，直到上層變棕色。烤好後取出，灑上切碎的歐芹和香菜裝飾，即可食用。

補充說明

- 選擇非綠色的甜椒很重要。綠色甜椒代表尚未成熟，可能會引發一些不適。紅、橙、黃、紫代表熟成，是甜椒最佳的選擇。

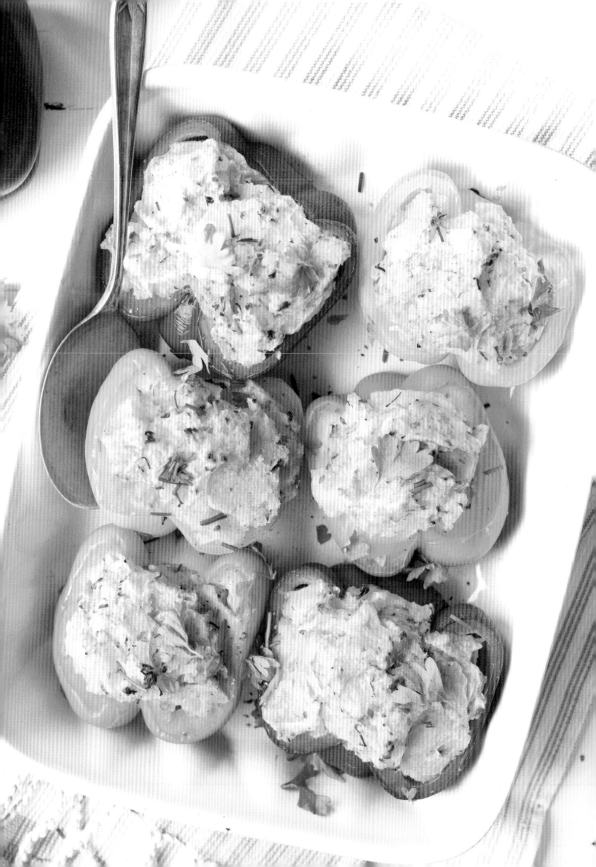

地瓜與櫛瓜燉菜

【2人份】

　　溫熱的燉菜足以撫慰人心。這份食譜集結地瓜和櫛瓜，是一道可口且有助於肝臟療癒的美食，你可以獨享或與親人分享，單獨吃或搭配新鮮沙拉都很美味。

1 杯洋蔥，切碎

2½ 地瓜，切丁

3 瓣大蒜，切塊

2½ 杯櫛瓜，粗切碎

1 茶匙孜然粉

1 茶匙香菜粉

½ 茶匙薑黃

1 茶匙辣椒粉

½ 茶匙辣椒片

1 杯蕃茄，切丁

2 湯匙純蕃茄醬
（無添加物）

1 杯熱水

¼ 杯新鮮香菜，
粗切，食用前加入

1. 將平底鍋以中火預熱，加入洋蔥、地瓜和大蒜，拌炒3-5分鐘，直到洋蔥變軟，如果炒菜粘在鍋上，這時可加入一點水。

2. 加入櫛瓜，連同孜然粉、香菜粉、薑黃粉、辣椒粉、紅辣椒片、蕃茄、蕃茄醬和一杯熱水，攪拌均勻，蓋上鍋蓋，轉小火煮10分鐘。

3. 取下鍋蓋，再煮10分鐘，直到地瓜煮熟，湯汁變濃稠。

4. 搭配新鮮香菜即可食用。

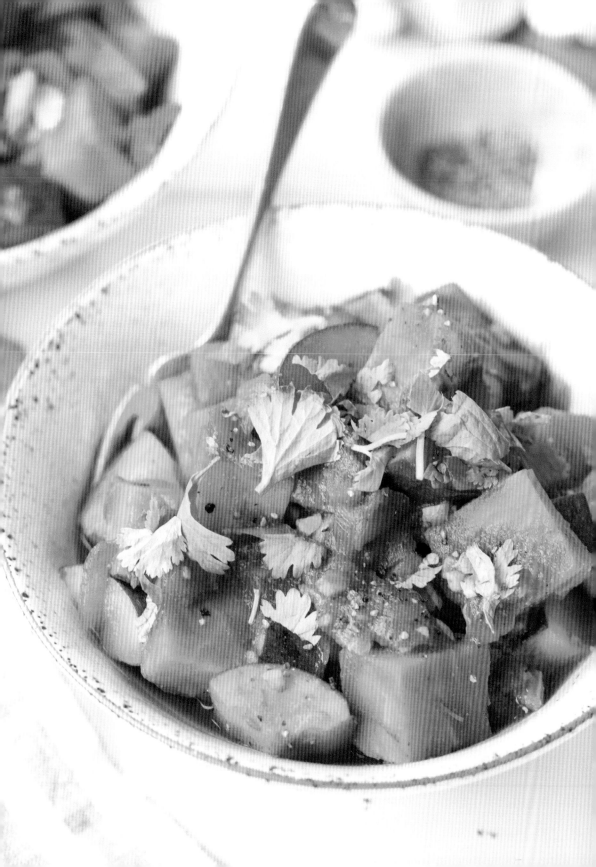

溫熱五香烤蔬菜沙拉

【1-2 人份】

新鮮的芝麻菜和菠菜，配上溫熱的烤蔬菜，這真是絕美的搭配。這份溫熱的五香烤蔬菜沙拉是一種很好的方式，不僅可以攝取所有重要的綠葉蔬菜，同時還能享受烤蔬菜的溫暖美味和飽足感。

1 杯胡蘿蔔，切丁

2 杯胡桃南瓜，切丁

½ 杯紅洋蔥，切碎

2 杯櫛瓜，粗切碎

1 茶匙香菜粉

½ 茶匙孜然粉

1 茶匙辣椒粉

1 茶匙生蜂蜜

2 杯菠菜

2 杯芝麻菜

¼ 杯新鮮香菜，切碎

醬汁

3 湯匙現榨柳橙汁

¼ 茶匙柳橙皮末

½ 瓣大蒜，磨成泥

1 茶匙生蜂蜜

1 湯匙檸檬汁

1. 烤箱預熱至400°F/200°C，在烤盤上鋪一層烘焙紙。

2. 將胡蘿蔔丁、胡桃南瓜、紅洋蔥和櫛瓜放在烤盤上，加入香菜粉、孜然粉、辣椒粉和生蜂蜜，攪拌均勻。

3. 放入烤箱，烘烤20-25分鐘，直到蔬菜變軟，呈棕黃色。

4. 製作醬汁，當蔬菜在烘烤時，將柳橙汁和柳橙皮、大蒜、生蜂蜜和檸檬汁攪拌均勻。

5. 將菠菜、芝麻菜和香菜放入碗中，或分成兩份，上層放烤蔬菜，淋上醬汁即可享用。

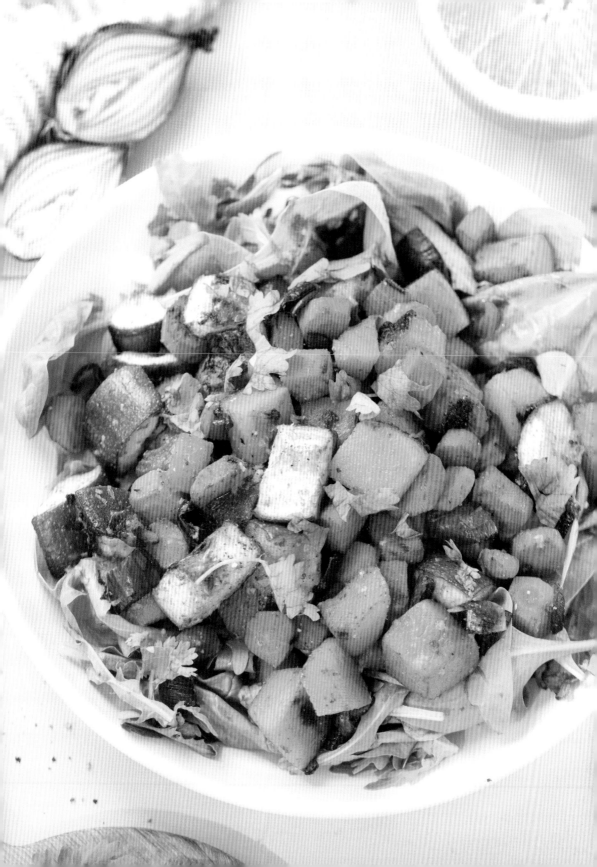

胡蘿蔔、櫛瓜和馬鈴薯餡餅

　　這份蔬菜餡餅用途廣泛，可作為一般的午餐或晚餐，而不會吃膩。你可以試著放在沙拉上，搭配清蒸蔬菜，淋上莎莎醬，包在生菜或卷心菜中，沾天然蕃茄醬（參考食譜 166 頁），或者任何你可以想出來的方式。

2 顆馬鈴薯

2 根胡蘿蔔

1 條櫛瓜

1 茶匙大蒜粉

1 茶匙洋蔥粉

1 茶匙乾奧勒岡葉

1 茶匙辣椒粉

1. 在中型鍋加入大約8公分滿的水煮沸，放入蒸鍋。將馬鈴薯和胡蘿蔔放入蒸鍋內，蓋上鍋蓋蒸15-20分鐘，直至變軟。蒸熟後取出，靜置一旁待完全冷卻。

2. 烤箱預熱至350°F/180°C，在烤盤上鋪一層烘焙紙。

3. 將櫛瓜磨碎，放入細紗布或豆漿過濾袋中，擠出所有水分。確保櫛瓜完全不含水分，否則餡餅在烘烤時需要更長的時間才會酥脆。

4. 將櫛瓜放入攪拌碗，搗碎馬鈴薯和胡蘿蔔，與磨碎的櫛瓜放在一起，加入大蒜粉、洋蔥粉、奧勒岡葉和辣椒粉，攪拌均勻。

5. 將混合物做成8個餡餅，放在烤盤上。放入烤箱，烘烤45-60分鐘，直到表面呈棕黃色與酥脆，烤的過程中要翻面。在食用前先讓餡餅冷卻10-15分鐘，這樣表皮才會變酥脆。

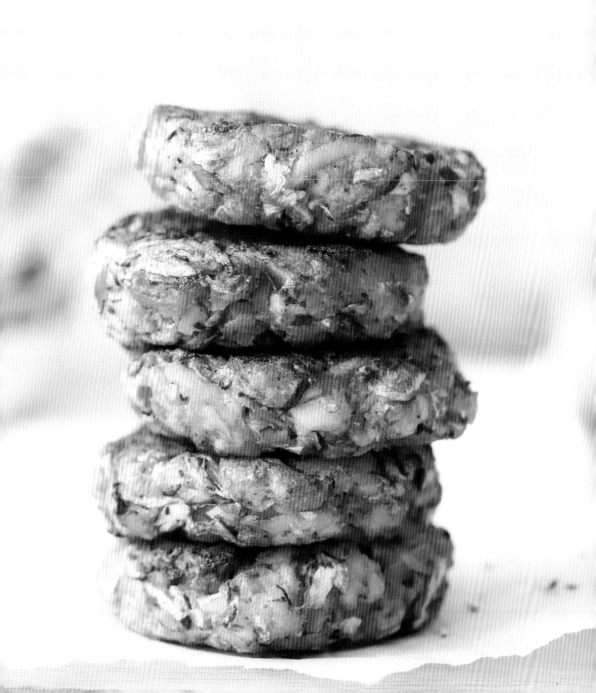

胡桃南瓜鑲時蔬

【2 人份】

這款甜中帶鹹的綜合時蔬搭配胡桃南瓜恰到好處，你可以按照食譜或選擇自己最喜歡的蔬菜作為餡料，並且嘗試自己最喜歡的各種香料，但不要添加油脂。胡桃南瓜鑲時蔬可以放入冰箱冷藏多日，當你準備好時，你可以取出放入烤箱加熱，撒上新鮮的歐芹即可享用。

1 顆大型胡桃南瓜，對半切去籽

2¼ 杯白花椰菜，取花朵部分

½ 杯洋蔥，切丁

2 瓣大蒜，磨碎

¼ 杯胡蘿蔔，切丁

1 杯蘑菇，切碎

1 根西洋芹，切碎

½ 茶匙乾百里香

½ 湯匙純楓糖

1 湯匙歐芹，切碎；多備用一些裝飾用

½ 湯匙檸檬汁

1. 烤箱預熱至400°F/200°C，烤盤上鋪一層烘焙紙。
2. 將切好的南瓜放在烤盤上，放入烤箱烘烤40-50分鐘，取決於南瓜的大小，直到變軟叉子可以刺穿。
3. 將花椰菜放入食品加工器，以pulse轉速模式攪拌，直到花椰菜呈米粒狀，靜置一旁備用。
4. 將平底鍋以中火加熱，加入切好的洋蔥，拌炒3-5分鐘，直到呈半透明，如果需要可加一點水。
5. 加入大蒜、胡蘿蔔、蘑菇和芹菜。煮5-10分鐘，直到蘑菇和胡蘿蔔變軟，取出並放入碗中。
6. 將花椰菜米與乾百里香、楓糖漿、切碎的歐芹和檸檬汁一起加入蔬菜和蘑菇混合物中，攪拌均勻。
7. 當胡桃南瓜變軟，將蔬菜綜合物鑲入南瓜內，之後再放入烤箱烘烤5-10分鐘。
8. 上菜前，將南瓜分別放在兩個盤子上或放在一個盤子上，灑上新鮮的歐芹裝飾，即可食用。

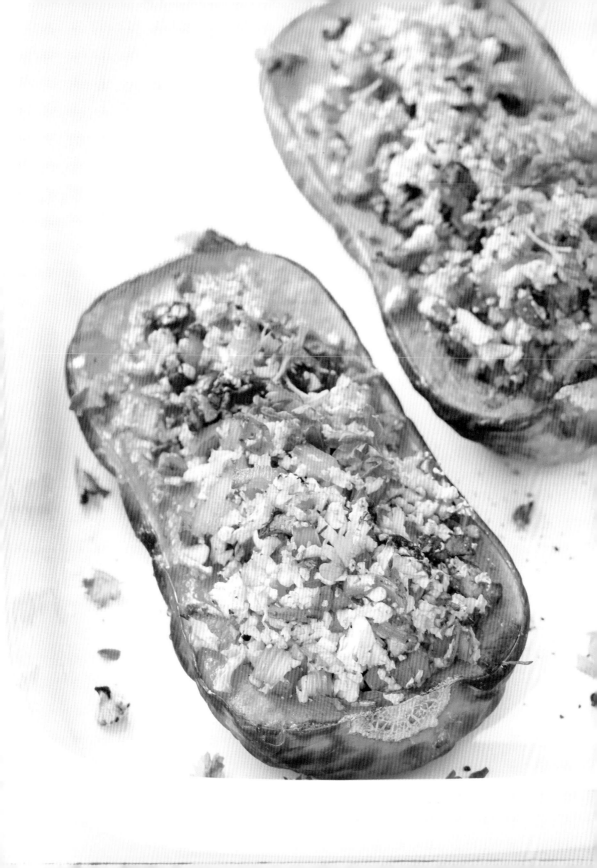

比薩風味馬鈴薯盅

　　不起眼的馬鈴薯其功能之多令人訝異，從清蒸到烘烤，從沙拉到比薩，從餡料到薯泥等，料理方法數不盡。馬鈴薯之所以背負壞名聲，大多是因為烹調中其他的成分，如果不加奶油、鮮奶油、起司或培根，馬鈴薯是療效驚人的蔬菜，有助於降低體內的病毒量，而這份比薩風味的馬鈴薯盅又是另一種料理美味馬鈴薯的好方法。

4 顆大型馬鈴薯

醬汁
½ 杯純天然蕃茄醬（不含添加物）
1 茶匙乾奧勒岡葉
½ 茶匙乾百里香
1 茶匙生蜂蜜
¼ 杯水

自選配料
¼ 杯櫛瓜，切碎
¼ 杯紅甜椒，切碎
¼ 杯小蕃茄，對半切
¼ 杯紅洋蔥，切碎
新鮮蘿勒，食用前加入

1. 烤箱預熱400°F/200°C，烤盤上鋪一層烘焙紙。

2. 用叉子刺穿馬鈴薯，將馬鈴薯放在烤盤上，放入烤箱烘烤45分鐘至1小時，直至變軟後取出，靜置冷卻。

3. 在烤馬鈴薯的同時，將蕃茄醬、奧勒岡葉、乾百里香、生蜂蜜和¼杯水攪拌均勻，製成番茄醬備用。

4. 當馬鈴薯冷卻不燙手時，將馬鈴薯對切兩半，挖出一半的馬鈴薯，做成一艘船的形狀。在每個馬鈴薯內放入幾湯匙的蕃茄醬，並加入自選的配料。

5. 將鑲滿配料的馬鈴薯再次放入烤箱烘烤15-20分鐘，直到配料烤熟，立即享用。

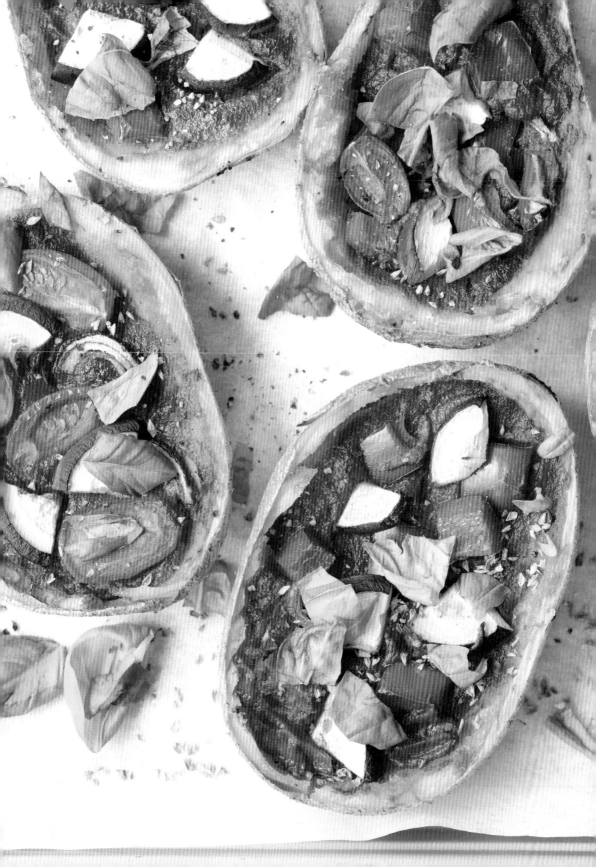

佐菠菜香蒜醬

【2 人份】

在這份食譜中，現炸的地瓜條配上清涼的菠菜和無脂香蒜醬。菠菜為香蒜醬帶來濃稠感，同時讓這份餐點更有營養，你可能會想多準備一點，以備不時之需，隨時可以填飽家人的肚子。

2½ 磅地瓜（紫心地瓜、日本紅薯或印尼紅蕃薯），切成厚條狀
1 茶匙乾奧勒岡葉或百里香

菠菜香蒜醬
3 杯小菠菜
1 杯新鮮蘿勒或歐芹
2 湯匙新鮮檸檬汁
1½ 瓣大蒜
2 湯匙水或保肝養生湯（參考食譜 140 頁）
½ 茶匙生蜂蜜

1. 烤箱預熱400°F/200°C，在烤盤鋪上烘焙紙。
2. 將地瓜平鋪在烤盤上，撒上乾奧勒岡葉或百里香。
3. 放入烤箱烘烤40-45分鐘，直到烤成金黃色。
4. 在烤地瓜片的同時，將所有香蒜配料放入攪拌機或食品加工機（小型食品加工機效果最好）攪拌，直至完全混合，帶一點口感。
5. 將攪拌機內側的香蒜醬往下刮，與容器內的香蒜醬完全混合，並且根據需要調味。
6. 當地瓜片烤好後，取出搭配香蒜醬即可享用。

補充說明

- 當你在水和保肝養生湯之間做選擇時，請記住，濃湯會使味道更香醇。不要使用商店購買的現成蔬菜高湯，因為市面上很難找到不含油、鹽、天然香料和／或其他添加劑的種類。為了方便起見，你可以事先做好一些保肝養生湯冷凍起來，（可以使用製冰盒，以利解凍），這樣你就能隨時準備這類的食譜。

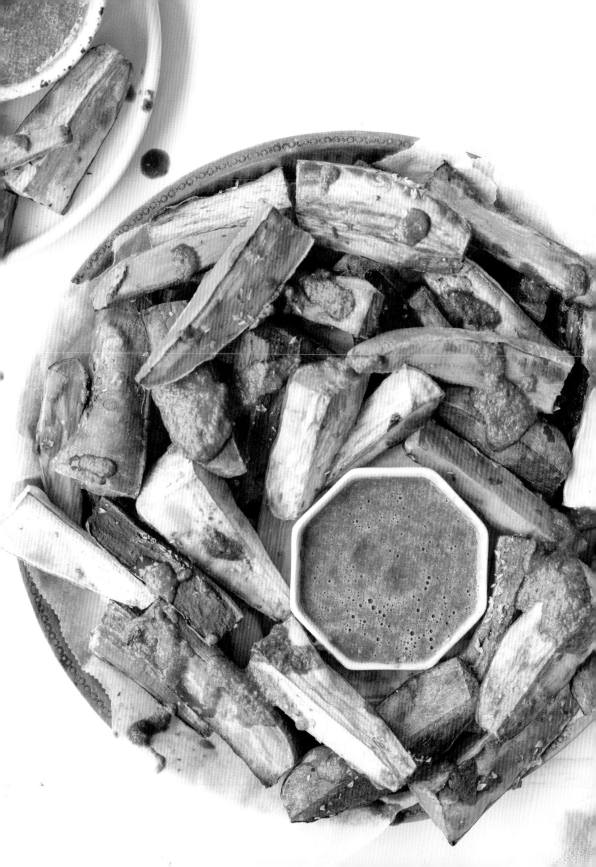

胡桃南瓜丸配沙拉

【2 人份】

用胡桃南瓜取代鷹嘴豆製成的金黃色丸子是這份食譜的主角，再搭配嫩綠色蔬菜，淋上新鮮檸檬汁，組成這道簡單又美味的佳餚。

3½ 杯胡桃南瓜，切丁
1 杯紅甜椒，切丁
2 瓣大蒜，去皮切碎
1 杯新鮮香菜或歐芹
1 茶匙香菜粉
1 茶匙孜然粉
½ 茶匙薑末
1 湯匙新鮮檸檬汁

綠色沙拉
2 杯菠菜
2 杯芝麻菜
1 湯匙新鮮檸檬汁

1. 烤箱預熱至400°F/200°C，在烤盤上鋪一層烘焙紙，千萬不要省略這一個步驟，因為丸子混合物非常粘。將切好的胡桃南瓜丁放在烤盤上，烘烤20-25分鐘，直到變軟。

2. 靜置10分鐘等南瓜冷卻，將其與洋蔥、大蒜、新鮮香菜或歐芹、孜然粉、香菜粉、薑粉和檸檬汁一起加入食品加工機攪拌，混合1-2分鐘，直到呈光滑狀，並帶有一些大顆粒。

3. 將混合物分成大約12顆高爾夫球大小的球，放在烤盤上並稍微壓平，烘烤約30分鐘，或直到變成淺褐色，然後翻面再烤10分鐘。

4. 製作綠色沙拉，把菠菜和芝麻菜放在碗裡，淋上檸檬汁攪拌均勻。將做好的沙拉擺盤，上面放上胡桃南瓜丸子即可享用。

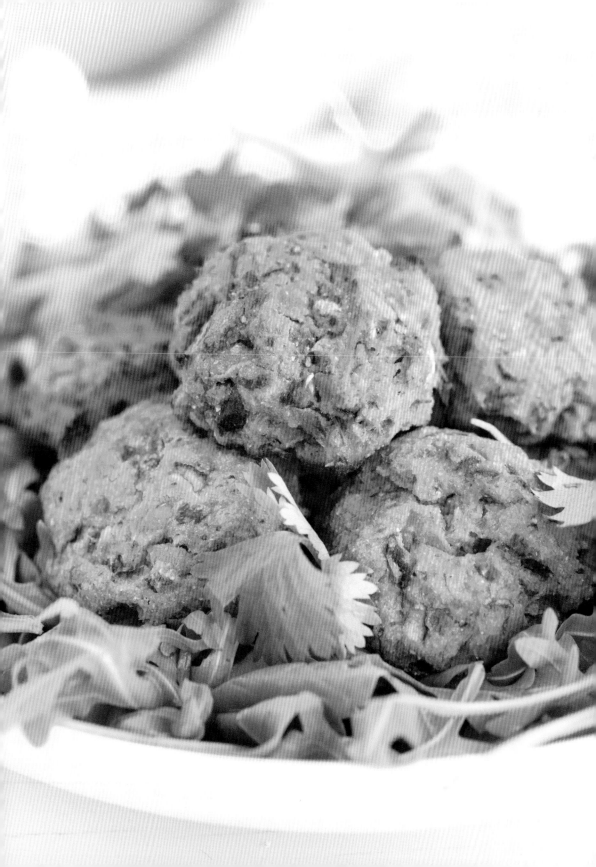

櫛瓜千層麵

不含乳製品、穀物或脂肪的素食千層面？這不僅可能，而且還很美味！一層美味蕃茄醬、一層馬鈴薯義式白醬和烤櫛瓜，成為即特別又健康的美食！這份食譜非常有趣，你可以與家人和朋友一起分享。

千層麵
4-5 條小至中型櫛瓜
5-6 片新鮮羅勒葉，切碎（裝飾用）

馬鈴薯義式白醬
6 顆中型馬鈴薯，去皮切丁（大約 1½ 磅）
1 湯匙洋蔥粉
1 湯匙新鮮檸檬汁
2 湯匙（¼ 杯）葛粉
¾ 杯水（自選）

義式紅醬
4 杯新鮮蕃茄，壓碎或切丁
1 顆洋蔥，切丁
3 瓣大蒜，切碎
1 茶匙乾奧勒岡葉
1 茶匙乾百里香
¼ 杯新鮮羅勒，切碎

1. 烤箱預熱至350°F/180°C。

2. 將櫛瓜兩端切掉，刨成大約0.25公分厚的絲帶狀。最好使用蔬果刨刀機。

3. 將刨好的櫛瓜放在鋪有烘焙紙的烤盤上，放入烤箱烘烤25-30分鐘，直到水分幾乎蒸發，取出靜待完全冷卻。如果櫛瓜片看起來仍然是濕的，可以用紙巾輕拍幾次吸取多餘的水分。

4. 製作馬鈴薯白醬，在中型鍋加入大約8公分滿的水煮沸，放入蒸鍋。將馬鈴薯放入蒸鍋內，蓋上鍋蓋蒸15-25分鐘，直至變軟。

5. 將蒸好的馬鈴薯放入食品加工器，加入洋蔥粉、檸檬汁和葛粉，攪拌呈光滑狀，如果需要，可加入一些水。做好後取出靜置備用。

6. 製作義式紅醬，將蕃茄切碎，與洋蔥、大蒜、奧勒岡葉和百里香一起放入中型平底鍋，用大火煮20-25分鐘，直到變濃稠後加入羅勒，關火待冷卻10分鐘。

7. 組合千層麵，在千層麵盤內鋪一層烤櫛瓜做底部，櫛瓜之間可稍微重疊。接下來，加入1/4的義式紅醬，剛好蓋住櫛瓜。之後，加入¼的馬鈴薯白醬，分量足以覆蓋蕃茄層，醬汁不要太多，以免往下流。重複這個步驟：櫛瓜、義式紅醬和馬鈴薯白醬的分層，總共做四到五層。

8. 做好後，放入烤箱烘烤45-50分鐘，直到表面呈棕色，櫛瓜變軟。切片前，至少靜待冷卻20分鐘以上，讓醬汁變濃稠，食用前灑上新鮮羅勒即可。

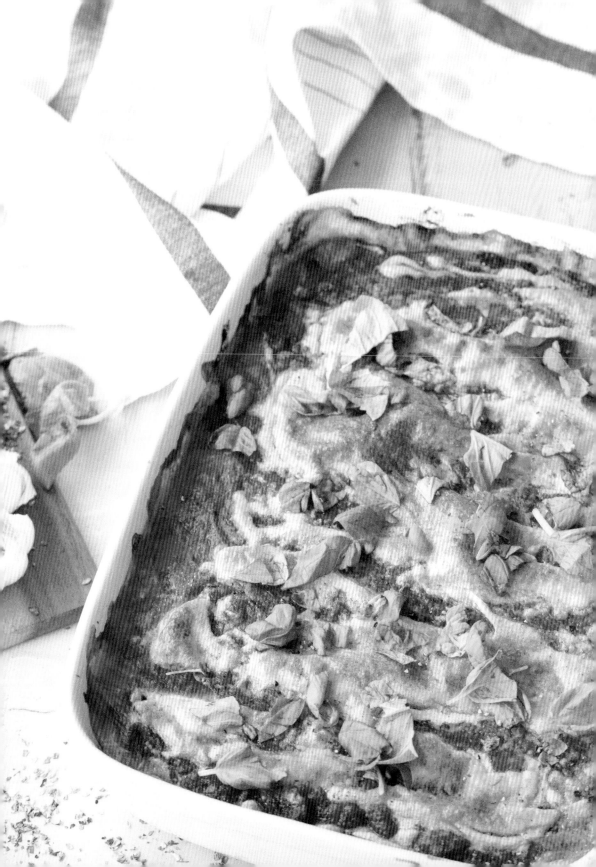

地瓜餅一口酥

【2 人份】

好好享受這份童年最愛的獨特、療癒小點心，搭配沙拉或菠菜香蒜醬也很美味（參考食譜 160 頁）。

2 顆中型地瓜

1 茶匙乾香草，如奧勒岡葉、百里香或迷迭香

蕃茄醬

6 盎司純天然蕃茄醬（不含添加物）

⅓ 杯蘋果汁

2 湯匙新鮮檸檬汁

2 茶匙生蜂蜜

¼ 茶匙洋蔥粉

¼ 茶匙大蒜粉

¼ 茶匙乾奧勒岡葉

¼ 茶匙卡宴辣椒（自選）

1. 烤箱預熱至375°F/190°C。

2. 在中型鍋加入8公分滿的水煮沸，放入蒸鍋。將地瓜放入蒸鍋內，蓋上鍋蓋蒸20-25分鐘，直至外皮稍微變軟即可。蒸好後取出靜待完全冷卻。

3. 地瓜冷卻後去皮，用盒式刨絲器的粗孔面將地瓜磨碎，放入碗中，加入香草混合均勻。用湯匙舀出混合物，用手將混合物捏成小圓柱體狀。

4. 將地瓜放在鋪有烘焙紙的烤盤上，放入烤箱烘烤40-45分鐘，過程中要翻面，直到呈棕色。若想要有更酥脆的口感，在最後的10分鐘，可以將烤箱溫度調高至400°F/200°C。烤好後，食用前靜待冷卻5-10分鐘。

5. 製作蕃茄醬，將所有配料混合，攪拌至光滑狀，搭配一口酥享用。

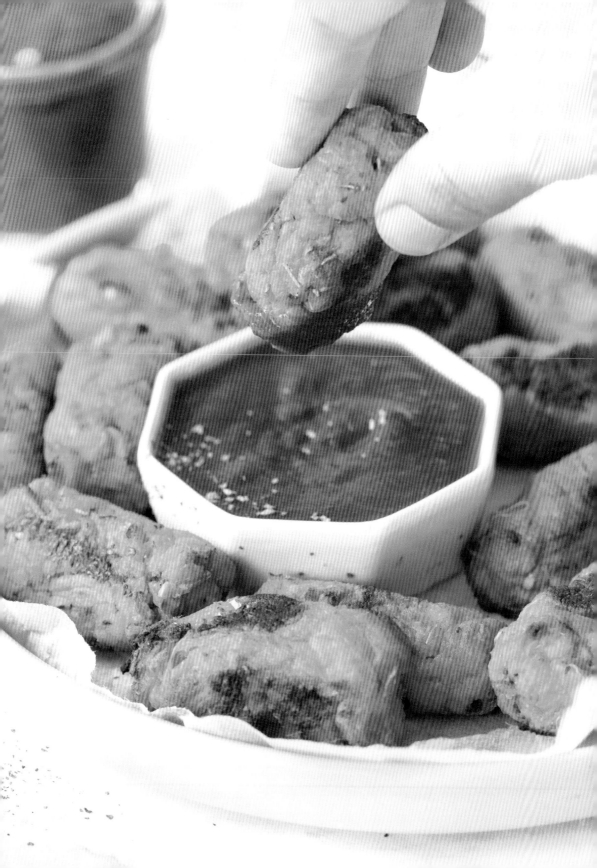

波特蘑菇燉菜

【4-6 人份】

　　這道令人垂涎三尺豐盛的燉菜足以讓人心滿意足。波特蘑菇、胡蘿蔔、馬鈴薯、洋蔥和新鮮香草混合成為美味的湯品，正是飢腸轆轆的親朋好友最需要的豐富佳餚，你也可以多做一些放在冰箱或冰櫃，以備不時之需。若再搭配新鮮沙拉，肯定是一道豐盛又滋養心靈的美食。

1 顆洋蔥，切碎

2 根西洋芹，切碎

1 磅新鮮波特蘑菇，切碎

4 瓣大蒜，磨碎

2 根胡蘿蔔，切碎

1½ 磅馬鈴薯，切成四分之一等分

2 湯匙新鮮百里香葉

1 湯匙新鮮迷迭香（切碎）

3 杯水或保肝養生湯（參考食譜 140 頁）

1 湯匙純天然蕃茄醬（不含添加物）

2 湯匙葛粉

3 湯匙冷水，勾芡用（自選）

2 湯匙新鮮歐芹，裝飾用

1. 用大型不粘鍋以中火加熱，加入洋蔥拌炒3-5分鐘，直到開始變軟，如果需要，可加入一湯匙水。

2. 加入芹菜，再煮2分鐘。

3. 加入蘑菇，煮至變軟呈褐色，大約5-7分鐘。

4. 加入大蒜、胡蘿蔔、馬鈴薯、百里香和迷迭香，攪拌均勻。

5. 最後加入水和蕃茄醬煮沸。無需蓋鍋蓋煮15-20分鐘，直到馬鈴薯和胡蘿蔔變軟。

6. 如果需要，用小碗將葛粉和冷水混合製成漿液。將漿液倒入燉菜中攪拌均勻，煮2-3分鐘，直到湯汁變濃稠。

7. 煮好後關火，食用前以新鮮歐芹裝飾即可。

補充說明

- 當你在水和保肝養生湯之間做選擇時，請記住，濃湯會使味道更香醇。不要使用商店購買的現成蔬菜高湯，因為市面上很難找到不含油、鹽、天然香料和／或其他添加劑的種類。為了方便起見，你可以事先做好一些保肝養生湯冷凍起來，（可以使用製冰盒，以利解凍），這樣就能隨時準備這類的食譜。

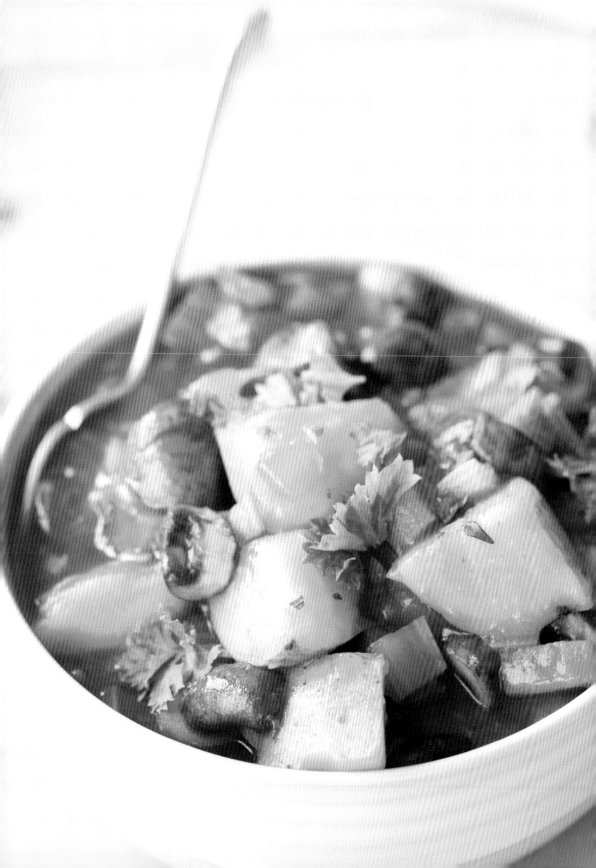

迷你馬鈴薯餅披薩

【8 份薯餅 / 2-3 人份】

　　這份美味的迷你馬鈴薯餅披薩可以滿足你對披薩的渴望，而不會讓你吃飽後變得懶散不想動。你可以淋上蕃茄醬和最喜歡的蔬菜在馬鈴薯餅上，盡情地享受！

2 磅馬鈴薯，去皮切丁
1 茶匙大蒜粉
1 茶匙洋蔥粉
1 茶匙乾奧勒岡葉

醬汁
¼ 杯純天然蕃茄醬（不含添加物）
½ 茶匙乾奧勒岡葉
¼ 茶匙乾百里香
½ 茶匙生蜂蜜

自選配料
3-4 顆黃和紅色小蕃茄
¼ 顆小型紅甜椒，切細絲
2-3 朵蘑菇，切丁
3-4 條櫛瓜或夏南瓜，切片
少許芝麻菜
少許羅勒

1. 烤箱預熱至400°F/200°C，烤盤上鋪一層烘焙紙。

2. 製作馬鈴薯餅，在中型鍋加入8公分滿的水煮沸，放入蒸鍋。將馬鈴薯放入蒸鍋內，蓋上鍋蓋蒸5-10分鐘，直至變軟，蒸好後取出靜待完全冷卻。

3. 將馬鈴薯與大蒜粉、洋蔥粉和乾奧勒岡葉放入碗中。用叉子或馬鈴薯搗碎器搗碎至呈光滑狀。

4. 使用⅛杯量具，將混合物製成8個約½至¾英吋厚，直徑為3至4英吋的薯餅。放入烤箱烤20分鐘。

5. 在烤薯餅的同時，將蕃茄醬、乾奧勒岡葉、乾百里香、生蜂蜜和2湯匙水混合製成醬汁。

6. 從烤箱中取出馬鈴薯餅，在每個薯餅塗上1-2湯匙蕃茄醬。之後放上配料，然後再放回烤箱烘烤15-20分鐘，直到變褐與變硬。

7. 烤好後，從烤箱取出，加上少許芝麻葉和羅勒即可享用。

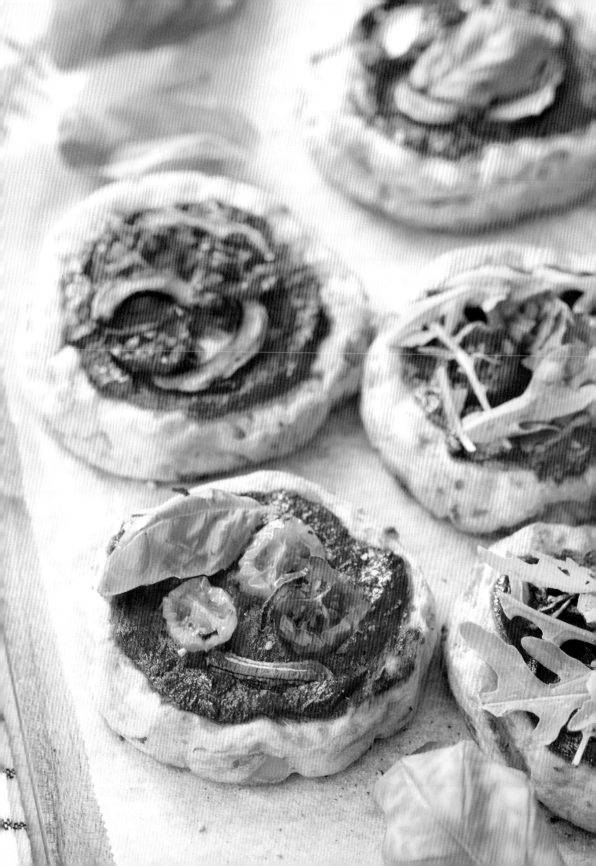

國家圖書館出版品預行編目資料

369排毒食譜 / 安東尼‧威廉（Anthony William）著；郭珍琪、吳念容譯.
　-- 初版. -- 臺中市：晨星出版有限公司，2022.06
　面；　公分. --（健康與飲食：143）

ISBN 978-626-320-129-3（平裝）

1.CST: 健康法　2.CST: 健康飲食　3.CST: 食譜

411.3　　　　　　　　　　　　　　　　111005637

健康與飲食 143

369排毒食譜

可至線上填回函！

作者	安東尼‧威廉（Anthony William）
翻譯	郭珍琪、吳念容
主編	莊雅琦
執行編輯	林孟侃
校對	林孟侃
美術排版	曾麗香
封面設計	王大可、曾麗香

創辦人	陳銘民
發行所	晨星出版有限公司
	407台中市西屯區工業30路1號1樓
	TEL：（04）23595820
	FAX：（04）23550581
	health119 @morningstar.com.tw
	行政院新聞局局版台業字第2500號
法律顧問	陳思成律師
初版	西元2022年6月1日
再版	西元2024年4月17日（五刷）

讀者服務專線	TEL：（02）23672044 /（04）23595819#212
讀者傳真專線	FAX：（02）23635741 /（04）23595493
讀者專用信箱	service @morningstar.com.tw
網路書店	http://www.morningstar.com.tw
郵政劃撥	15060393（知己圖書股份有限公司）
印刷	上好印刷股份有限公司

定價390元

ISBN 978-626-320-129-3

MEDICAL MEDIUM CLEANSE TO HEAL

Copyright © 2020 Anthony William

Originally published in 2020 Hay House Inc. US

— Medical Medium —
Cleanse to Heal

—— Medical Medium ——
Cleanse to Heal